Das LEXIKON der Naturheilmittel

Gaby Freiburg

Das LEXIKON der Naturheilmittel

Die Heilmethoden von Mutter Natur

unipart

Inhalt

Vorwort

Immer mehr Menschen interessieren sich für die Behandlung mit Naturheilmitteln. Sie gehören zu denjenigen, die selbst die Verantwortung für ihre Gesundheit übernehmen – sei es bei der Therapie leichter Beschwerden, sei es bereits bei der Vorbeugung. Mit Naturheilmitteln läßt sich das Fortschreiten bestimmter Erkrankungen aufhalten. Man kann mit „sanften" Methoden die Selbstheilungskräfte aktivieren und so das Ausbrechen von Krankheiten verhindern oder zumindest deren Verlauf abkürzen oder abschwächen.

Wir haben in diesem Lexikon versucht, Wissenswertes über die unserer Meinung nach wichtigsten Naturheilmittel zu sammeln und für Sie aufzubereiten. Hier erfahren Sie die Anwendungsgebiete der einzelnen Naturheilmittel und lernen viele Rezepte kennen, die Sie zu Hause leicht selber zubereiten können.

Sie können mit Naturheilmitteln geringe Beschwerden sanft behandeln oder die medikamentöse Therapie sinnvoll ergänzen. Doch hat die Selbstmedikation auch ihre Grenzen. Deshalb empfehlen wir dringend, Ihren Arzt oder Heilpraktiker um Rat zu fragen, wenn die jeweiligen Beschwerden sich nach 24 Stunden nicht deutlich gebessert haben oder wenn Sie sich nicht sicher sind, wie Sie vorgehen sollen. Setzen Sie Medikamente, die der Arzt Ihnen verschrieben hat, nicht eigenmächtig ab.

Wenn Sie diese wenigen Ratschläge befolgen, werden Sie mit Naturheilmitteln Ihrer Gesundheit und damit sich selbst etwas Gutes tun.

Gaby Freiburg

Die wichtigsten therapeutischen Anwendungsformen von Naturheilmitteln

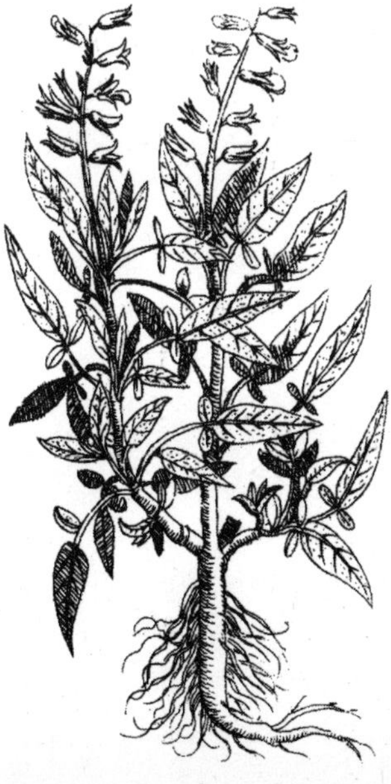

Aromatherapie mit ätherischen Ölen

> »Aromatherapie ist der gezielte Einsatz ätherischer Öle zur Linderung körperlicher und seelischer Beschwerden.«

Bei ätherischen Ölen handelt es sich um flüchtige, stark duftende Stoffe, welche Pflanzen vor Pilzen, Bakterien, Parasiten und verschiedenen Krankheiten schützen sollen. Sie werden in speziellen Drüsen gebildet und im Pflanzenkörper gespeichert.

Diese und andere aromatische Essenzen sind seit langem bekannt; sowohl in China und Indien als auch bei den alten Ägyptern, Griechen und Römern wurden sie in der Medizin verwendet. Im Zeitalter der großen Pestepidemien benutzte man ätherische Öle, um sich vor dieser Seuche zu schützen.

Im Europa der Neuzeit ist die Wirkung ätherischer Öle seit den dreißiger Jahren wieder entdeckt und erforscht worden. Maßgeblich waren dafür René Maurice Gattefoddé, der 1928 sein Buch „Aromatherapie" veröffentlichte und mit dieser Titelgebung den Begriff überhaupt prägte, sowie Jean Valnet gut 30 Jahre später mit seinen grundlegenden Veröffentlichungen. Man bezeichnet den gezielten Einsatz ätherischer Öle zur Linderung körperlicher und seelischer Beschwerden als Aromatherapie; sie ist Teil der naturheilkundlichen Medizin.

Ätherische Öle werden durch Destillation, Extraktion und Pressung gewonnen. Insgesamt werden z. Zt. ca. 200 verschiedene ätherische Öle verwendet; jedes dieser Öle hat einen eigenen Duft und eine spezielle heilende Wirkung. Ätherische Öle kommen auf drei Weisen zum Einsatz: Durch *Inhalation* gelangen die Düfte über die Nase in das Gehirn und wirken dort auf Stimmungen und

Gefühle; die Fähigkeit zur Konzentration bzw. zur Entspannung nimmt deutlich zu. Auch über *Haut und Schleimhäute* werden die Wirkstoffe aufgenommen, gelangen in den Blutkreislauf und beeinflussen so den Organismus. Eine innerliche Anwendung durch *Einnahme* ist gleichfalls möglich, sollte aber nur nach Rücksprache mit einem Arzt oder Heilpraktiker geschehen.

Praktische Anwendung

»Bei der Anwendung ätherischer Öle muß man immer auf eine sparsame Dosierung achten.«

In der Praxis gibt man die ätherischen Öle in eine *Duftlampe*, durch die Erhitzung gelangt ihr Aroma in die Luft. Diese Lampen sind in verschiedenen Materialien erhältlich; es gibt sie aus Stein, Glas, Keramik etc. Man füllt Wasser in eine Verdunstungsschale (abnehmbare Schalen sind praktisch zu reinigen) und fügt dann das ätherische Öl zu. Hingewiesen sei auf eine sparsame Dosierung. Duftlampen können mit einem Teelicht oder elektrisch beheizt werden; wichtig ist nur, die Schale nicht zu stark zu erhitzen, denn Temperaturen über 50 °C sind ungeeignet, da die ätherischen Öle sonst in ihrer Wirkung verändert werden. Auch sollte die Duftlampe nicht stundenlang in Betrieb sein: Eine gute Stunde reicht aus, weniger ist auch hier mehr! Die Duftlampe ist aber nicht Voraussetzung für eine Aromatherapie. Um einen Zugang in die Welt der ätherischen Öle zu erhalten, ist für den Anfang auch eine mit warmem Wasser gefüllte Glasschale o. ä. völlig ausreichend.

Auch eine *direkte Inhalation* mit Wasserdampf ist ebenfalls möglich: Dazu träufelt man in eine Schüssel mit sehr heißem Wasser einige Tropfen des gewünschten ätherischen Öls, stülpt ein Handtuch über Schüssel und Kopf und atmet die Dämpfe 5 bis 10 Minuten lang tief ein.

Bäder oder Massagen mit ätherischen Ölen sind gleichfalls wirksame Methoden der Aromatherapie. Für ein *Vollbad* läßt man zuerst die Wanne vollaufen (Wassertemperatur: 35 bis 39 °C) und gibt dann einige Tropfen ätherischen Öls hinzu. Das Öl sollte vorher in eine fetthaltige Substanz (Milch, Sahne) eingemischt werden, damit es sich besser im Wasser verteilt. Ein Bad von einer Viertelstunde ist ausreichend; danach sollte man sich trockenreiben und noch für einige Zeit ins Bett legen. Wenn es nicht gleich ein Vollbad sein soll, bietet sich auch ein *Fußbad* an. Dafür gibt man in eine Schüssel mit ca. 39 °C warmem Wasser einige Tropfen ätherischen Öls, das in Milch oder Sahne eingemischt wurde.

»Träger- oder Basisöle wie Mandel-, Johanniskraut- und Jojobaöl besitzen exzellente Heileigenschaften.«

Weiterer wichtiger Bestandteil der Behandlung mit ätherischen Ölen ist die *Massage*. Therapeuten setzen sie gern ein, da sie sehr wirksam ist, denn in Verbindung von Massage und der Wirkung ätherischer Öle entspannt die Muskulatur und die Aromen der Öle sorgen für das Wohlbefinden. Das ätherische Öl wird hierbei mit einem Trägeröl verbunden, um es zu verdünnen und so für die Massage geeignet zu machen. Gute Trägeröle sind u. a. Traubenkernöl, Aloe-vera-Öl, Mandelöl, Johanniskrautöl und Jojobaöl; letzteres ist jedoch kein wirkliches Öl, sondern ein flüssiges Wachs. Alle diese aufgeführten Träger- oder Basisöle besitzen an sich schon exzellente Heileigenschaften. In Kombination mit den ätherischen Ölen tragen sie zum Erfolg der Massage bei. Da die Massage mit ätherischen Ölen vertiefte Kenntnisse voraussetzt, sei hier auf die entsprechende Spezialliteratur hingewiesen.

Wichtiger Hinweis

So sehr ätherische Öle auch Gesundheit und Wohlbefinden fördern – von einer „Dauerbehandlung" ist abzuraten, denn es könnten sich im Laufe der Zeit unerwünschte Wirkungen einstellen. Eine bewußte und ausgewogene Dosierung ist daher hier sinnvoll. Auch die Grenzen der Aromatherapie sollten klar sein: Ätherische Öle wirken bei Alltagsbeschwerden sowie ernsteren Erkrankungen zwar unterstützend auf Körper, Seele und Geist; doch können sie keine schweren Krankheiten heilen. In diesen Fällen ist immer die Behandlung durch einen Arzt oder Heilpraktiker angezeigt.

Lagerung

Da die Gewinnung ätherischer Öle aufwendig und teuer ist, kommen zunehmend synthetisch hergestellte Öle auf den Markt. Diese können zwar den Duft ätherischer Öle, nicht aber deren Wirkung ersetzen. Werden ätherische Öle zur wirklichen Aroma*therapie* eingesetzt, sollte man ausschließlich natürliche Öle verwenden. Auffallend billige Öle können Rückstände (z. B. Pestizide) enthalten oder mit synthetischen Ölen verschnitten sein. In einem Fachgeschäft (Naturkosmetikladen oder Apotheke) erhält man am ehesten eine seriöse Beratung.

Die überwiegende Zahl ätherischer Öle kann man über einige Jahre lagern. Lediglich Zitrusöle sollten nicht allzu lange aufbewahrt werden. Zweckmäßig sind dunkle oder milchig-weiße Fläschchen, da die meisten Öle empfindlich auf Licht reagieren.

Die wichtigsten ätherischen Öle sind in der nachfolgenden Tabelle aufgelistet.

Die wichtigsten ätherischen Öle auf einen Blick

Name	Botanischer Name	Verwendete Pflanzenteile
Angelika	*Angelica archangelica*	Wurzeln
Basilikum	*Ocimum basilicum*	Kraut
Bergamotte	*Citrus aurantium spp. bergamiae*	Schalen
Cajeput	*Melaleuca cajeput*	Blätter
Cistrose	*Cistus ladaniferus*	Blätter, Zweige
Douglasfichte	*Pseudotsuga menziesii*	Zweige
Estragon	*Artemisia dracunculus*	Kraut
Fenchel (süß)	*Foeniculum vulgare dulce*	Samen
Geranie	*Pelargonium graveolens*	Blätter

Wirkung

Beruhigt die Nerven, vertreibt Angst, stabilisiert das innere Gleichgewicht; wirkt antiseptisch, stärkt das Immunsystem, löst den Schleim, fördert Durchblutung und Verdauung.

Beruhigt, entspannt, muntert auf; fördert die Verdauung; entkrampft, wirkt antiseptisch.

Beruhigt, entspannt, löst Ängste, hellt die Stimmung auf, stimuliert; wirkt stark antiseptisch und antiviral, senkt das Fieber, entkrampft.

Wirkt antiseptisch und antiviral, löst den Schleim, fördert die Durchblutung, lindert Schmerzen, entspannt die Muskulatur.

Hebt die Stimmung, führt zum inneren Gleichgewicht; fördert die Durchblutung, entkrampft, wirkt antiseptisch.

Regt an; stärkt das Immunsystem, wirkt antibakteriell, löst den Schleim, lindert Schmerzen.

Entspannt; entkrampft; fördert die Verdauung, wirkt antiviral.

Beruhigt, entspannt; fördert Verdauung und Durchblutung, löst Blähungen, entkrampft, löst den Schleim, entgiftet.

Gleicht aus, hebt die Stimmung; wirkt antiviral, antientzündlich und antibakteriell, entkrampft, pflegt die Haut.

Name	Botanischer Name	Verwendete Pflanzenteile
Grapefruit	*Citrus paradisii*	Fruchtschalen
Ingwer	*Zingiber officinalis*	Wurzel
Jasmin	*Jasminum gradiflorum*	Blüten
Kanuka	*Kunzea ericoides*	Blätter, Zweige
Koriander	*Coriandrum sativum*	Samen
Kreuzkümmel	*Cuminum cyminum*	Samen
Lavendel Echter Lavendel	*Lavandula angustifolia*	Blüten, Rispen
Speiklavendel	*Lavandula spica*	Blüten, Rispen
Lavandin	*Lavandula hybrida*	Blüten, Rispen
Schopflavendel	*Lavandula stoechas*	Blüten, Rispen
Lemongras	*Cymbopogon flexuosus*	Gras

Wirkung

Hebt die Stimmung, regt an, wirkt ausgleichend; entkrampft, senkt Fieber, wirkt antiseptisch.

Regeneriert, löst Blähungen, stärkt den Magen.

Löst Krämpfe, entspannt, wirkt tonisierend und harmonisierend.

Hebt die Stimmung, vitalisiert; wirkt antirheumatisch, antientzündlich, antiseptisch, fördert die Durchblutung, stärkt das Immunsystem.

Beruhigt, entkrampft, regt an; löst Blähungen.

Fördert Verdauung und Durchblutung, löst Blähungen und Krämpfe, regt den Appetit an.

Löst Angst, fördert den Schlaf, hebt die Stimmung, beruhigt; pflegt die Haut.

Regt den Geist an, fördert logisches Denken, wirkt gegen Lustlosigkeit und Müdigkeit; pflegt die Haut, löst den Schleim, wirkt antimikrobiell, erleichtert das Abhusten, erhöht den Blutdruck.

Fördert geistige und körperliche Vitalität, entspannt, beruhigt, löst Angst und seelische Spannungen; regt Herz und Kreislauf an, lindert Schmerzen, wirkt antientzündlich, entkrampft.

Löst den Schleim, fördert die Wundheilung.

Hebt die Stimmung, regt an, erfrischt, belebt; wirkt antiseptisch und antiviral.

Name	Botanischer Name	Verwendete Pflanzenteile
Limette	*Citrus aurantifolia*	Fruchtschalen
Litsea	*Litsea cubeba*	Früchte
Mairose	*Rosa centifolia*	Blüten
Mandarine	*Citrus reticulata*	Fruchtschalen
Manuka	*Leptospermum scoparium*	Blätter, Zweige
Mimose	*Acadia dealbata*	Blüten
Neroli	*Citrus aurantium bigardia*	Blüten
Niaouli	*Melaleuca viridiflora*	Zweige
Palmarosa	*Cymbopogon martinii*	Gras
Pfefferminze	*Mentha piperita*	Blätter
Rosenholz	*Aniba rosaeodora*	Holzspäne

Wirkung

Hebt die Stimmung, erheitert, regt an, erfrischt, führt zum inneren Gleichgewicht; entkrampft, wirkt antiseptisch.

Richtet auf, beruhigt, stimmt friedlich, stärkt; wirkt antibakteriell, löst Blähungen, entkrampft, pflegt die Haut.

Gleicht aus, beruhigt; wirkt antiviral, antiseptisch und antientzündlich, fördert die Wundheilung, wehrt Insekten ab.

Hebt die Stimmung, regt an, erfrischt, führt zum inneren Gleichgewicht; entkrampft, senkt das Fieber, wirkt antiseptisch.

Stabilisiert, schützt das Nervensystem; wirkt antibakteriell, antimykotisch und antientzündlich, löst den Schleim, lindert Schmerzen.

Heitert auf, hebt die Stimmung, wirkt ausgleichend und ermutigend.

Beruhigt, löst Angst, hebt die Stimmung, entspannt; entkrampft.

Stimuliert, stimmt gelassen; wirkt antiseptisch, antibakteriell, antimykotisch, antiviral und antientzündlich, lindert Schmerzen, senkt das Fieber, löst den Schleim, strafft das Gewebe, stärkt das Immunsystem.

Beruhigt, gleicht aus, hebt die Stimmung; wirkt antiviral, antimykotisch, antibakteriell und antientzündlich, stärkt das Herz.

Klärt und erfrischt den Geist; entkrampft, löst Blähungen, stärkt die Abwehr, wirkt antimykotisch und antientzündlich; entgiftet, fördert die Durchblutung, senkt das Fieber.

Beruhigt, hebt die Stimmung; wirkt antiviral, antibakteriell und antimykotisch.

Name	Botanischer Name	Verwendete Pflanzenteile
Rosmarin	*Rosmarinus officinalis*	Kraut
Sandelholz	*Santalum album*	Holz
Tea-Tree	*Melaleuca alternifolia*	Blätter
Thymian	*Thymus vulgaris*	Kraut
Vetiver	*Vetiveria zizanoides*	Wurzeln
Wacholder	*Juniperus communis*	Zweige, Früchte
Ylang-Ylang	*Cananga odorata*	Blüten
Zedernholz	*Cedrus atlantica*	Holz
Zitrone	*Citrus limon*	Fruchtschale
Zypresse	*Cupressus sempervirens*	Blätter, Zweige, Blüten

Wirkung

Regt an, stärkt das Gedächtnis, fördert die Konzentrationsfähigkeit; regt Kreislauf und Stoffwechsel an, fördert die Durchblutung, lindert Schmerzen, löst den Schleim, wirkt antiseptisch.

Beruhigt, führt zum inneren Gleichgewicht.

Stärkt die Seele; wirkt antibakteriell, antiviral, antimykotisch und antientzündlich, lindert Schmerzen und Juckreiz.

Stärkt das Gedächtnis; wirkt antiseptisch, stimuliert das Immunsystem, löst den Schleim, regt den Appetit an.

Baut auf und entspannt.

Regt an, kräftigt, beruhigt; entkrampft, wirkt harntreibend.

Entkrampft, entspannt, gleicht aus.

Beruhigt, führt zum inneren Gleichgewicht, baut auf, ermutigt; wirkt antiseptisch, stärkt das Immunsystem, löst den Schleim.

Regt an, hebt die Stimmung, aktiviert, fördert die Konzentrationsfähigkeit; senkt das Fieber, wirkt antiseptisch und antientzündlich.

Fördert die Konzentrationsfähigkeit, gleicht aus, wirkt antiseptisch und gefäßverengend, entkrampft, wehrt Insekten ab.

Bach-Blüten-Therapie

Die Bach-Blüten-Therapie geht auf den englischen Arzt Dr. Edward Bach (1886–1936) zurück. Als wohletablierter Mediziner gab er im Alter von 43 Jahren aus Unzufriedenheit mit der Schulmedizin seine gutgehende Praxis in London auf, zog sich aufs Land zurück und widmete sich fortan der Umsetzung seiner Theorie, nämlich daß wirkliche Heilung nicht von der wissenschaftlich betriebenen Medizin, sondern nur aus der Natur kommen könne.

»Dr. Bach stellte seine Theorie auf sieben negative Gemütszustände ab.«

Dr. Bach glaubte, daß im menschlichen Körper normalerweise eine Harmonie zwischen Seele und Persönlichkeit herrsche. Wenn dieses Gleichgewicht gestört ist, liegt ein Persönlichkeitskonflikt vor. Ignoriert der Mensch diesen, bricht im Extremfall eine Krankheit aus. Dr. Bach stellte seine Theorie auf sieben negative Gemütszustände ab: Angst, Mutlosigkeit, Verzweiflung, Unsicherheit, Einsamkeit, fehlendes Interesse für die Gegenwart, Überempfindlichkeit und übermäßige Fürsorge. Zunächst stellte er diesen Gemütszuständen sieben Bakteriengruppen gegenüber, die diesen Krankheitsbildern laut Dr. Bach genau entsprechen. Seine homöopathischen Erfahrungen veranlaßten ihn, mit Mitteln, die er aus diesen Bakterien gewann, den sog. Bach-Nosoden, die Krankheiten zu behandeln. Diese Therapie war zwar erfolgreich, doch störte Dr. Bach, daß diese „Arzneien" von Bakterien und nicht aus der Natur stammten.

Nach und nach fand er in der ländlichen Abgeschiedenheit 37 Pflanzen, deren Blüten sich heilend auf jeden negativen Gemütszustand auswirken. Hinzu kommt als 38. Heilmittel *Rock Water* (Wasser aus einer Felsquelle). Daneben gibt es noch Tropfen und eine Salbe für besondere Notfälle. Mit diesen Essenzen können laut Dr. Bach alle negativen Grundstimmungen behandelt werden.

Wieso 38 Heilmittel?
Dr. Bach hielt nach Aufstellung dieser 38 Essenzen sein Lebenswerk für abgeschlossen und ordnete an, daß nichts geändert oder hinzugefügt würde. Er war der festen Überzeugung, daß sich zwar die Zeiten ändern können, unsere emotionalen Grundausrichtungen aber immer gleich bleiben.

Bach-Blüten in der Übersicht

Im folgenden werden die 38 Heilmittel in Kurzform vorgestellt zusammen mit den negativen Gemütszuständen, gegen die sie angewendet werden können. Die Pflanzen sind traditionell englisch benannt, die deutschen Pflanzennamen folgen in Klammern.

1. **Agrimony (Odermennig).** *Gemütszustand:* Überempfindlichkeit. *Gegen das Gefühl:* Immer tapfer sein. Meine Gefühle gehen niemanden etwas an! Für alle, die ihre Gefühle hinter einer Maske verstecken.
2. **Aspen (Espe).** *Gemütszustand:* Angst. *Gegen das Gefühl:* Das geht schief!
3. **Beech (Buche).** *Gemütszustand:* Übermäßige Fürsorge. *Gegen das Gefühl:* Die haben keine Ahnung! Gegen Intoleranz.
4. **Centaury (Tausendgüldenkraut).** *Gemütszustand:* Überempfindlichkeit. *Gegen das Gefühl:* Alle nutzen mich aus! Für alle, die hilfsbereit sind und nur schwer „Nein" sagen können.
5. **Cerato (Bleiwurz).** *Gemütszustand:* Unsicherheit. *Gegen das Gefühl:* Andere können das alles besser!

Für alle, die für Entscheidungen das Urteil anderer brauchen.

6. **Cherry Plum (Kirschpflaume)** *Gemütszustand:* Angst. *Gegen das Gefühl:* Ich werde Verrückt! Für alle, bei denen irrtationale Gedanken überhandnehmen.
7. **Chestnut Bud (Kastanienblüten).** *Gemütszustand:* fehlendes Interesse an der Gegenwart. *Gegen das Gefühl:* Ich lerne es nie! Für alle, die nichts aus ihren Fehlern lernen.
8. **Chicory (Wegwarte).** *Gemütszustand:* Übermäßige Fürsorge. *Gegen das Gefühl:* Ich opfere mich gern für andere auf! Für alle, deren Liebe besitzergreifend ist.
9. **Clematis (Waldrebe).** *Gemütszustand:* Fehlendes Interesse für die Gegenwart. *Gegen das Gefühl:* Das hier langweilt mich alles! Für den Träumer, der sich schnell „ausklinkt".
10. **Crab Apple (Holzapfel).** *Gemütszustand:* Verzweiflung. *Gegen das Gefühl:* Ich bin so schmutzig! Für alle, die von einem Hygienewahn befallen sind.
11. **Elm (Ulme).** *Gemütszustand:* Verzweiflung. *Gegen das Gefühl:* Ich schaffe es nie! Für alle, die sich ihren Aufgaben nicht gewachsen fühlen.
12. **Gentian (Herbstenzian).** *Gemütszustand:* Unsicherheit. *Gegen das Gefühl:* Es hat alles keinen Zweck! Für alle Pessimisten.
13. **Gorse (Stechginster).** *Gemütszustand:* Unsicherheit. *Gegen das Gefühl:* Es ist alles aus! Für alle, die immer schwarz sehen
14. **Heather (Schottisches Heidekraut).** *Gemütszustand:* Einsamkeit. Gegen das Gefühl: Ich bin der Größte! Für alle, die nur über sich selbst sprechen wollen und andere so beanspruchen, daß sie gemieden werden.
15. **Holly (Stechpalme).** *Gemütszustand:* Überempfindlichkeit. *Gegen das Gefühl:* Ich komme immer zu kurz! Für alle, die von Haß und Neid zerfressen werden.
16. **Honeysuckle (Geißblatt).** *Gemütszustand:* Fehlendes

Interesse an der Gegenwart. *Gegen das Gefühl:* Früher war alles viel schöner! Für alle, die sich gern träumend in die Vergangenheit zurückziehen.

17. **Hornbeam (Weißbuche).** *Gemütszustand:* Unsicherheit. *Gegen das Gefühl:* Nur weg hier! Für alle, die von der Arbeit so erschöpft sind, daß schon der Gedanke daran ihnen Qualen bereitet.
18. **Impatiens (Drüsiges Springkraut).** *Gemütszustand:* Einsamkeit. *Gegen das Gefühl:* Das dauert alles so lange! Für alle, deren Ungeduld sie barsch und reizbar macht.
19. **Larch (Lärche).** *Gemütszustand:* Verzweiflung. *Gegen das Gefühl:* Ich bin nichts wert! Für alle, die trotz guter Anlagen unter Minderwertigkeitsgefühlen leiden.
20. **Mimulus (Gefleckte Gauklerblume).** *Gemütszustand:* Angst. *Gegen das Gefühl:* Nicht ich! Für alle, die oft nervös und befangen sind.
21. **Mustard (Gelber Ackersenf).** *Gemütszustand:* Fehlendes Interesse an der Gegenwart. *Gegen das Gefühl:* Es ist alles so traurig! Für alle, die ohne Grund oft lange schwermütig sind.
22. **Oak (Eiche).** *Gemütszustand:* Verzweiflung. *Gegen das Gefühl:* Ich habe keine Kraft mehr! Für alle, die sich trotz aller Kräfte manchmal übernehmen.
23. **Olive (Olive).** *Gemütszustand:* Fehlendes Interesse an der Gegenwart. Gegen das Gefühl: Ich schaffe das nicht! Für alle, die sich überanstrengt haben und denen das Leben keinen Spaß mehr macht.
24. **Pine (Schottische Kiefer).** *Gemütszustand:* Verzweiflung. *Gegen das Gefühl:* ich habe immer schuld! Für alle, die sich die Fehler anderer zu eigen machen und ständig von Schuldgefühlen geplagt werden.
25. **Red Chestnut (Rote Kastanie).** *Gemütszustand:* Übermäßige Fürsorge. *Gegen das Gefühl:* Ich bin für alle verantwortlich! Für alle, die sich Unglücke, gleich welcher Art, übermäßig zu Herzen nehmen.

26. **Rock Rose (Gelbes Sonnenröschen).** *Gemütszustand:* Angst. *Gegen das Gefühl:* Gleich breche ich in Panik aus! Für alle, die unter – oft nicht begründbaren – Angstzuständen leiden.
27. **Rock Water (Wasser aus einer Felsenquelle).** *Gemütszustand:* Übermäßige Sorge. *Gegen das Gefühl:* Ich sollte viel strenger mit mir sein! Für alle, die sich eine übermäßige Selbstdisziplin auferlegen.
28. **Scleranthus (Einjähriger Knäuel).** *Gemütszustand:* Unsicherheit. *Gegen das Gefühl:* Ich kann das nicht entscheiden! Für alle, die unter ihrer Unentschlossenheit leiden.
29. **Star of Bethlehem (Goldiger Milchstern).** *Gemütszustand:* Verzweiflung. *Gegen das Gefühl:* Das überstehe ich nie! Für alle, die unter Schmerz und Trauer leiden.
30. **Sweet Chestnut (Eßkastanie).** *Gemütszustand:* Verzweiflung. *Gegen das Gefühl:* Ich bin am Ende! Für alle, die völlig verzweifelt sind und keinen Ausweg mehr sehen.
31. **Vervain (Eisenkraut).** *Gemütszustand:* Übermäßige Sorgen. *Gegen das Gefühl:* Die Ungerechtigkeiten in der Welt muß ich ändern! Für alle, die fanatisch gegen alle Übel ankämpfen wollen.
32. **Vine (Weinrebe).** *Gemütszustand:* Übermäßige Sorgen. *Gegen das Gefühl:* Ich weiß es immer besser! Für alle, die übermäßig ehrgeizig und oft tyrannisch wirken.
33. **Walnut (Walnuß).** *Gemütszustand:* Überempfindlichkeit. *Gegen das Gefühl:* Schaffe ich das auch? Für alle, die mit Veränderungen in ihrem Leben nur schwer zurechtkommen.
34. **Water Violet (Sumpfwasserfeder).** *Gemütszustand:* Einsamkeit. *Gegen das Gefühl:* Ich bin mit mir selbst zufrieden! Für alle, die durch ihre Eigenbrötlerei in Isolation geraten.

35. White Chestnut (Roßkastanie). *Gemütszustand:* Fehlendes Interesse für die Gegenwart. *Gegen das Gefühl:* Ich drehe mich ständig im Kreis! Für alle, die so von Sorgen geplagt werden, daß sie sich nicht mehr konzentrieren können.

36. Wild Oat (Waldtrespe). *Gemütszustand:* Unsicherheit. *Gegen das Gefühl:* Meinem Leben fehlt die Orientierung! Für alle, die an einem Wendepunkt in ihrem Leben stehen.

37. Wild Rose (Heckenrose). *Gemütszustand:* Fehlendes Interesse an der Gegenwart. *Gegen das Gefühl:* Alles was ich tue, hat keinen Sinn! Für alle, die bei Schicksalsschlägen einfach resignieren.

38. Willow (Weide). *Gemütszustand:* Verzweiflung. *Gegen das Gefühl:* Alle haben sich gegen mich verschworen. Für alle, denen Unglück die Gelegenheit gibt, in Selbstmitleid zu ertrinken.

Rescue Remedy (Notfall-Tropfen). Es handelt sich um eine Essenz, die aus Cherry Plum, Clematic, Impatiens, Rock Rose und Star of Bethlehem zusammengesetzt ist. Sie ist wirksam bei Panikanfällen sowie Schock und beruhigt die Nerven.

Rescue Cream (Notfall-Salbe). Neben den Notfall-Tropfen gibt es auch eine Salbe; sie enthält neben den o.a. fünf Essenzen noch Crab Apple, hat ähnliche Wirkungen wie die Tropfen und wird außerdem bei Sonnenbrand, Schnittverletzungen, Verbrennungen u.ä. Verletzungen eingesetzt. Sie sollte aber nie in offene Wunden gegeben werden!

»Bach-Blüten-Essenzen gibt es in jeder Apotheke.«

Die 7 Gemütszustände und die ihnen zugeordneten Bach-Blüten

Nach Dr. Bach gibt es 38 negative Grundstimmungen, die zu Krankheiten führen können. Diese Stimmungen wiederum lassen sich in die bereits erwähnten sieben Gemütszustände einteilen. Jedem dieser Zustände ordnete er je nach Ursache unterschiedliche Bach-Blüten zu:

- **Angst:** Aspen, Cherry Plum, Horn Beam, Mimulus, Red Chestnut,* Rock Rose, Wild Oat.
- **Verzweiflung:** Crab Apple, Elm, Larch, Oak, Pine, Star of Bethlehem, Sweet Chestnut, Willow.
- **Unsicherheit:** Cerato, Gentian, Gorse, Scleranthus.
- **Einsamkeit:** Agrimony, Heather, Impatiens, Water Violet.
- **Fehlendes Interesse für die Gegenwart:** Chestnut Bud, Clematis, Honeysuckle, Olive, White Chestnut, Wild Rose.
- **Überempfindlichkeit:** Agrimony, Centaury, Holly, Walnut.
- **Übermäßige Fürsorge:** Beech, Chicory, Rock Water, Vervain, Vine.

So wenden Sie Bach-Blüten an

In jeder Apotheke oder jedem Reformhaus bekommen Sie rezeptfrei die Bach-Blüten-Essenzen. Es gibt sie in 10-ml-Fläschchen einzeln oder auch als kompletten Satz aller 38 Bach-Blüten einschließlich Notfall-Tropfen. Beim Inhalt dieser „stock bottles" handelt es sich um ein mit Alkohol vermischtes Präparat, das unbegrenzt haltbar ist. Daraus stellt man die eigentliche Essenz her. Ob man einzelne

Blüten oder eine Kombination verwendet, hängt davon ab, was man therapieren möchte. Auf jeden Fall ist eine Verdünnung anzuraten.

■ **Die Mischung macht's.** Für die regelmäßige Einnahme stellt man sich eine kleine Vorratsflasche zusammen. Dazu braucht man ein sauberes 20-ml-Fläschchen mit einem Tropfer, stilles Mineralwasser und 45-prozentigen Alkohol zum Konservieren (für diejenigen, die Alkohol nicht vertragen, z.B. Kinder, tut es auch Obstessig). Von jeder Bach-Blüten-Essenz nimmt man auf 10 ml einen Tropfen; in das 20-ml-Fläschchen kommen also pro Bach-Blüte zwei Tropfen. Wenn man die Blüten kombiniert, sollten es nicht mehr als sechs verschiedene sein. Füllen Sie das Fläschchen dann zu drei Vierteln mit stillem Mineralwasser und zu einem Viertel mit Alkohol auf. Diese Mischung ist ungefähr einen Monat haltbar.

■ **So nehmen Sie die Tropfen ein.** Zur Therapie träufeln Sie viermal täglich 4 Tropfen direkt auf die Zunge oder nehmen die Mischung mit etwas Wasser bzw. Tee ein. Behalten Sie die Tropfen einige Sekunden im Mund, und schlucken Sie sie dann runter. Die empfohlene Dosis ist ein Erfahrungswert; überdosieren können Sie Bach-Blüten aber nicht.

»Überprüfen Sie, ob die zusammengestellte Mischung Ihren Gemütszuständen entspricht.«

■ **Dauer der Therapie.** Abschließende Aussagen können dazu nicht gemacht werden. Manchmal reichen schon ein paar Tage, bei chronischen Fällen können es auch einige Wochen sein. Wenn Sie spüren, daß Ihr seelisches Gleichgewicht wieder stimmt, setzen Sie die Bach-Blüten einfach ab. Falls sich nach einiger Zeit kein Erfolg einstellt, sollten Sie prüfen, ob die zusammengestellte Mischung wirklich Ihren Gemütszuständen entspricht. Experimentieren Sie ruhig mit unterschiedlichen Kombinationen; Schaden können Sie sich damit keinen zufügen.

Ernährungstherapie

Gut zu wissen

Die Ernährungstherapie ist ein differenziertes System zur Erhaltung der Gesundheit. Es stehen drei verschiedene Ansätze der Diagnose zur Verfügung:

- Lebensmittelallergien,
- Nährstoffmangel,
- Gifte in der Nahrung.

Mit Hilfe der Ernährungstherapie lassen sich verschiedenartigste Krankheiten behandeln oder sogar vermeiden; dazu muß eine besondere Diät erstellt werden.

Eine mangelnde Zufuhr von Vitamin- und Mineralstoffen führt oft zu einer eingeschränkten Funktionsweise des Körpers. Damit sind keine echten Mangelerkrankungen wie z. B. Skorbut oder Anämie gemeint – dies wäre nur bei einer wirklichen Mangelernährung der Fall. Es genügt bereits eine reduzierte Aufnahme dieser Stoffe, um den reibungslosen Ablauf der Körperfunktionen zu stören. Die Folge können u. a. Anfälligkeiten für Erkältungen, häufige Virusinfektionen, häufig auftretende Müdigkeit etc. sein.

Die moderne Ernährung der westlichen Welt ist zumeist so gestaltet, daß ein Defizit bei der Nährstoffversorgung vorliegt. Im Ernstfall bleibt es nicht bei leichten Störungen, sondern es können sich ernste Erkrankungen des Herzens, Fettleibigkeit, Verdauungsstörungen oder Krebs einstellen. Obwohl in den Ländern des Westens Nahrungsmittel im Überfluß vorhanden sind, kommt es zu den o. a. Irritationen des Körpers. Dieses Paradoxon erklärt sich dadurch, daß weniger eine Unter- als vielmehr eine Fehlernährung vorliegt, denn viele Lebensmittel sind ernährungsphysiologisch ohne Wert. Hinzu kommen Allergien gegen bestimmte Bestandteile der Nahrung. Auch hierdurch werden Beschwerden verschiedenster Art ausgelöst.

So wirkt die Ernährungstherapie

Grundlegend für eine Ernährungstherapie ist die Annahme, daß der menschliche Körper aus Bestandteilen zusammengesetzt ist, die auch in der Nahrung enthalten sind. Sobald eines dieser Teile unzureichend oder im Übermaß vorhanden ist, gerät der Organismus aus dem Gleichgewicht.

Neben einer verstärkten Gabe von Vitamin- und Mineralstoffpräparaten stellt ein Ernährungstherapeut dann die tägliche Ernährung grundlegend um. Statt der üblichen fett- und cholesterinhaltigen Nahrung setzt er vor allem fettarme Kost mit einem hohen Anteil an Ballaststoffen, Obst und Gemüse auf den Speiseplan.

Was braucht der Mensch?

»Fett- und cholesterinhaltige Nahrung sollte man meiden und statt dessen auf eine fettarme und ballaststoffreiche Kost umstellen.«

Unsere Nahrung besteht aus drei lebenswichtigen Gruppen: 1. Kohlenhydraten, 2. Proteinen, 3. Fetten. Daneben ist eine ausreichende Versorgung mit Wasser und den schon erwähnten Vitamin- und Mineralstoffen wichtig. In einer ausgewogenen Kombination werden mit diesen Nahrungselementen alle Bedürfnisse des Körpers abgedeckt. Kohlenhydrate sollten ca. 60 %, Eiweiße (Proteine) etwa 30 % und Fette nicht mehr als 30 % der Nahrung ausmachen. Wasser, Vitamin- und Mineralstoffe sind in allen drei Gruppen enthalten.

Wichtig bei der Wahl unserer Lebensmittel ist die Frische! Frisches Obst und Gemüse, Fleisch und Fisch sind haltbarer Nahrung (z.B. Tiefkühlkost oder Konserven) immer vorzuziehen, denn der Gehalt an wertvollen Inhaltsstoffen wird bei diesen Produkten durch die Herstellung stark gemindert.

»Ballaststoffreiche Lebensmittel sind für eine kalorienreduzierte Ernährung bestens geeignet.«

Neben einer ausgewogenen täglichen Ernährung trägt auch ballaststoffreiche Kost mit einiger Wahrscheinlichkeit zu unserem Wohlbefinden bei. Diese sorgen durch den hohen Gehalt an Faserstoffen für eine bessere Verdauung, was wiederum zur Folge hat, daß evtl. in der Nahrung vorhandene Giftstoffe schneller ausgeschieden werden und so den Organismus weniger belasten. Seit längerem wird auch darüber diskutiert, daß auf diese Weise die Häufigkeit der Krebserkrankungen (z.B. Darmkrebs) gesenkt werden kann. Nebenher sind ballaststoffreiche Lebensmittel für eine kalorienreduzierte Ernährung geeignet, da ein gewisser Anteil nicht verwertbarer Stoffe in ihnen enthalten sind.

Nährstoffgruppen und Lebensmittel

- *Kohlenhydrate* nimmt man am besten durch Reis, Nudeln, Brot, Kartoffeln und Getreideprodukte auf.
- *Proteine* sind hauptsächlich in Fisch, Fleisch, Geflügel, Käse und Milchprodukten sowie Hülsenfrüchten enthalten.
- *Ballaststoffe* werden durch Reis (möglichst ungeschält), Getreide, Salate und Gemüse aller Art, Vollkornbrot sowie Obst aufgenommen.

Die hier gegebenen Ratschläge können nur eine knappe Orientierungshilfe sein; für eine grundlegende Umstellung der Ernährung ist sinnvollerweise ein Fachmann zu Rate zu ziehen. Ernährungstherapien im Sinne einer optimalen Versorgung des Körpers mit allen lebensnotwendigen Stoffen werden üblicherweise durch Mediziner und Naturheilpraktiker durchgeführt.

Wie sieht eine Ernährungstherapie aus?

In einer ausführlichen Beratung werden Krankengeschichte und Lebensgewohnheiten erforscht. Für jeden Patienten wird ein spezieller Diät- und Ernährungsplan erarbeitet. Auch versucht der Therapeut des öfteren, die Angewohnheiten des Patienten zu ändern und z.B. auf eine sportliche Betätigung hinzuarbeiten.

Der Ansatz dieser Therapie ist deshalb oft so erfolgreich, weil nahezu alle Prozesse im Körper auf der Basis der zugeführten Nährstoffe ablaufen. Mit der Umstellung auf eine „gesunde" Nahrung, die alle notwendigen Stoffe enthält, verschwinden mancherlei Leiden. Bei nahezu allen ungeklärten Beschwerden sollte man eine Ernährungstherapie, d.h. eine grundlegende Umstellung der Eßgewohnheiten, in Betracht ziehen.

» **Abhilfe bringen ein spezieller Diät- und Ernährungsplan sowie sportliche Betätigung.** «

Makrobiotik

Bei der Makrobiotik handelt es sich um eine besondere Form der Ernährungstherapie, die stark von östlichen Philosophien beeinflußt ist. Sie basiert auf der Annahme, daß Nahrungsmittel entweder dem Yin- oder dem Yang-Bereich zuzuordnen sind, d.h. sie besitzen negative oder positive Kräfte. Auch hier kommt es auf ein Gleichgewicht zwischen beiden Kräften an.

In der Praxis besteht eine makrobiotische Ernährung zur Hälfte aus Getreideprodukten (ungeschälter Reis, Brot, Nudeln); daneben werden Gemüse, Obst, Fisch, Hülsenfrüchte, Sojaprodukte (Tofu) und Meeresfrüchte empfohlen. Diese Kost orientiert sich im Prinzip an der traditionellen japanischen Küche.

Tees für die Gesundheit

Tee-Zubereitung
»Die Pflanzenteile werden mit kochendem Wasser übergossen und sollen ungefähr 5–15 Minuten ziehen. Danach gießt man die Flüssigkeit durch ein Sieb und trinkt den sehr warmen Tee in kleinen Schlucken. Dies wiederholt man mehrmals am Tag.«

Der Teeaufguß ist die häufigste und einfachste Darreichungsform von Heilpflanzen; auch hier handelt es sich wieder um ein klassisches Hausmittel.

Neben dem Aufguß mit heißem Wasser gibt es noch die Abkochung: Dazu gibt man besonders harte Pflanzenteile in kaltes Wasser und bringt dieses zum Kochen. Nach ca. 10 Minuten im sprudelnden Wasser filtert man die Feststoffe heraus. Kräuterteile, die besonders schleimhaltig sind (z.B. Leinsamen), werden mit kaltem Wasser übergossen und einige Stunden stehen gelassen. Danach kann man die Flüssigkeit abseihen.

Bewährte Heilkräuter für den Tee-Aufguß

- *Anis:* gut bei Husten
- *Arnika:* hilft bei Halsentzündungen
- *Baldrian:* für Blasen- Nierenleiden
- *Birkenknospen:* bei Verstopfung
- *Fenchel:* gut bei Erkrankungen des Magen-Darm-Trakts
- *Holunder:* gegen Nervosität und Schlafstörungen
- *Hopfen:* gut bei Krankheiten des Magen-Darm-Trakts
- *Kamille:* bei Magen-Darm-Infektionen; wirkt desinfizierend
- *Pfefferminze:* gegen Entzündungen der Mundschleimhaut
- *Salbei:* bei Husten; löst den zähen Schleim
- *Thymian:* wirkt bei Keuchhusten und Bronchitis

Wassertherapie – die Kneipp-Kuren

Unter Wassertherapie versteht man vor allem die von Pfarrer Sebastian Kneipp (1821–1897) entwickelten Anwendungen. Die heilende Kraft des Wassers war schon lange bekannt; bereits der griechische Arzt Hippokrates (460–325 v. Chr.) behandelte seine Patienten erfolgreich mit Wasserkuren. Doch erst Kneipp schuf ein ganzes System von Bädern und Güssen, die er über Jahrzehnte ausprobierte und ausbaute. Neben der berühmten Wassertherapie legte er auch Wert auf eine gesunde Lebensweise. Über hundert unterschiedliche Wasserbehandlungen kennt die Therapie von Pfarrer Kneipp; die gängigsten werden im folgenden kurz vorgestellt, zumal sie häufig auch bei der Anwendung der im Hauptteil dieses Buches erläuterten Naturheilmittel eine Rolle spielen.

»Sebastian Kneipp legte neben der Wassertherapie auch Wert auf eine gesunde Lebensweise.«

Wasser ist nicht harmlos!
Die Therapien des Pfarrers Kneipp verwenden zwar lediglich Wasser, doch sollte dies in seiner Wirkung nicht unterschätzt werden, denn die Bäder und Güsse können sehr intensiv wirken. Personen mit Herz-Kreislaufbeschwerden, Venenentzündungen und Durchblutungsstörungen müssen vorher unbedingt ihren Arzt konsultieren!

Bäder

Man unterscheidet zwischen kalten Bädern (10–15 °C), temperierten Bädern (16–22 °C) und warmen Bädern (36–40 °C). Die Verweildauer beträgt beim Kaltbad 10 Sekunden, beim temperierten Bad 20 Sekunden und beim Warmbad 20 Minuten. Warmbäder sind mit Kräuterzusätzen versehen und werden mit einem Kaltwasserguß beendet.

»Vor einer intensiven Kneipp-Kur immer einen Arzt konsultieren!«

Neben den Temperaturen ist die Wassermenge des Bades entscheidend:

- *Vollbäder* beruhigen und entspannen die Muskulatur. Sie sind immer warm.
- *Dreiviertelbäder* sind warm und wirken ähnlich wie Vollbäder, sind aber kreislaufschonender. Das Wasser reicht bis zur Brust.
- *Halbbäder* sind überaus schonend und besonders für ältere Patienten geeignet. Das Wasser reicht bis zum Bauch.
- *Sitzbäder* werden bei urologischen und gynäkologischen Leiden eingesetzt. Sie wirken stark durchblutungsfördernd und können als Warm- oder Kaltbad angewendet werden. Das Wasser bedeckt nur den Unterleib ohne die Beine. Man nimmt dazu spezielle Wannen.
- *Fußbäder* sind für die Regulierung des Wärmehaushalts unseres Körpers zuständig, fördern die Durchblutung und stabilisieren den Kreislauf. Das Wasser reicht bis an die Kniekehle und kann warm oder kalt verabreicht werden.
- *Armbäder* dienen zur Stabilisierung von Herz und Kreislauf; außerdem können sie auch die Durchblutung der Beine verbessern. Das Wasser reicht bis zur Mitte des Oberarms.

Güsse

Güsse mit kaltem und warmem Wasser sind ebenfalls ein Teil der Kneipp-Kur. Der Wasserstrahl ist fast ohne Druck; ein Schlauch oder Duschschlauch ohne Brausekopf ist dafür gut geeignet. Im Gegensatz zu den Bädern, die etwas aufwendiger sind, können Güsse jederzeit und fast überall (in jedem Bad) durchgeführt werden. Man unterscheidet auch hier zwischen kalten (10 °C), temperierten (20 °C) und warmen (40 °C) Güssen. Kalte Güsse dauern eine Minute; im übrigen richtet sich die Dauer nach der Verträglichkeit.

»Die Dauer richtet sich nach der individuellen Verträglichkeit.«

Güsse in der praktischen Anwendung

Wie bei den Bädern, gibt es auch eine Vielzahl von Güssen; sie regen die Durchblutung an, machen munter und regulieren Temperatur und Stoffwechsel.

Am besten läßt man das Wasser mit einem Duschschlauch ohne Brausekopf aus einem Abstand von ca. 15 Zentimetern auf die Haut fließen. Mit warmem Wasser sollte man anfangen und dann zu kaltem wechseln.

Man tastet sich dabei von den Außenzonen zur Mitte des Körpers vor: Die Füße kommen vor den Beinen, die Hände vor den Armen; dann folgen Bauch sowie Rücken und schließlich Nacken und Gesicht.

Beginnen Sie bei den Güssen immer mit der rechten Körperhälfte, und arbeiten Sie sich dann über die linke bis zum Herzen vor.

Wickel

Wickel, Kompressen und Packungen gehören zu den bewährten Hausmitteln, die auf sanfte aber wirksame Weise helfen. Sie werden bei Fieber, Entzündungen, Schmerzen und Schwellungen verabreicht. Meist sind es feuchte Tücher, die mit Kräutern, Heiltees oder div. Tinkturen versehen sind.

» Grundsätzlich unterteilt man Wickel in Wasserwickel und Wickel mit Zusätzen. «

So wird´s gemacht:
Man braucht ein Innentuch aus grobem Stoff (Leinen), ein Zwischentuch (Baumwolle oder Leinen) und ein äußeres Tuch (Wolle oder Flanell).
Das innere Tuch wird mit kaltem oder warmem Wasser getränkt, ausgewrungen und um die betreffende Körperstelle gelegt. Darüber wird das Zwischentuch gelegt, und schließlich folgt zuoberst das äußere Tuch.

Wickel lassen sich grob in zwei Typen einteilen: Wickel mit kaltem bzw. warmem Wasser und solche mit Zusätzen; die Wickeltechnik ist jeweils gleich.

„Wasserwickel"

- *Kalte Halswickel:* bei Hals- und Rachenentzündungen.
- *Kalte Brustwickel:* bei Bronchitis und Lungenentzündung.
- *Warme Brustwickel:* bei Erkältung und Bronchialasthma.
- *Warme Bauchwickel:* bei Störungen des Magen-Darm-Traktes.
- *Kalte Wadenwickel:* bei Fieber.

Wickel mit „Zusätzen"

- *Quarkwickel:* Man vermischt Quark mit Milch zu einer Paste und verteilt diese ca. 2 Zentimeter dick auf der Haut. Wickeltechnik wie oben. Bei Hautkrankheiten vermindern sie den Juckreiz.
- *Sauerkrautwickel:* Je nach Umfang der betroffenen Stelle werden 200-400 Gramm Sauerkraut in das untere Wickeltuch eingeschlagen. Technik wie oben. Das untere Tuch kann wahlweise auch mit Sauerkrautsaft getränkt werden. Man verwendet diesen Wickel bei Verletzungen und Gelenkschmerzen.
- *Lehmwickel:* Einen Brei aus Lehm trägt man ca. 3 Millimeter dick auf die Haut auf. Wickeltechnik wie oben. Bei Krampfadern sind die Lehmwickel sehr wirksam. Da Lehm die Haut austrocknet, muß sie nachher eingefettet werden.
- *Senfwickel:* Hierfür wird Senfmehl mit Wasser vermischt und nach 15 Minuten mit heißem Wasser aufgefüllt. Der Wickel wird in heißem Zustand angelegt. Vorsicht vor Verbrennungen! Als Brustwickel hat er sich bei Lungenerkrankungen bewährt.

Inhalationen

»Vor der Verwendung von Kräutern unbedingt Verträglichkeit testen!«

Inhalationen sind ebenfalls ein altes Hausmittel. Mit unterschiedlichen Kräuterzusätzen versehen, ist es sehr hilfreich bei Erkältungen und Erkrankungen der Atemwege, denn der Wasserdampf löst den zähflüssigen Schleim. Auch hartnäckiger Husten und Entzündungen des Nasen-Rachen-Raums werden dadurch gemildert.

Besonders bewährt bei Schnupfen oder Erkältung hat sich die Kamille: Auf 1 Liter kochendes Wasser kommen 3 Eßlöffel Kamillenblüten. Bei Entzündungen der Nasennebenhöhlen wirkt eine Mischung aus 20 g Kamillen-

Praktische Anwendung
1 Liter Wasser wird mit einem Kräuterzusatz zum Kochen gebracht. Man beugt sich über das Gefäß und stülpt ein Handtuch über den Kopf. Atmen Sie bei Schnupfen durch die Nase, bei Bronchialerkrankungen durch den Mund ein. Das Inhalationsbad kann ca. 10 Minuten dauern und sollte je nach Beschwerden bis zu sechsmal täglich wiederholt werden.

blüten, 10 g Salbeiblättern und 10 g Thymian wohltuend; 3 Eßlöffel kommen auf 1 Liter kochendes Wasser.

Bevor man die Kräuter zur Inhalation verwendet, sollte man die Verträglichkeit testen, indem man ganz kurz an dem Kraut schnuppert. Manche Personen reagieren allergisch auf bestimmte Zusätze (z. B. Kamille). Menthol und kampferhaltige Zusätze können Atemnot auslösen!

Trockenbürstenmassagen

»Entspannend für die Muskulatur und anregend für den Blutkreislauf«

Diese besondere Art der Massage entspannt die Muskulatur und regt den Blutkreislauf an. Mit rhythmischen Bewegungen massiert man dabei den ganzen Körper von den äußeren Regionen zum Herzen hin. Von den Füßen streicht man die Beine hoch, die Oberschenkel-Außenseiten bearbeitet man waagerecht. Die Hüften werden kreisend gebürstet, die Taille waagerecht, der Bauch im Uhrzeigersinn und die Brust in Achten. Die Arme werden von den Händen zur Schulter massiert, für den Rücken sollte man ein Massageband nehmen. Eine harte bis mittelharte Bürste eignet sich am besten. Nach der Bürstenmassage tut eine warme Dusche besonders gut.

Natürliche Heilmittel von A bis Z

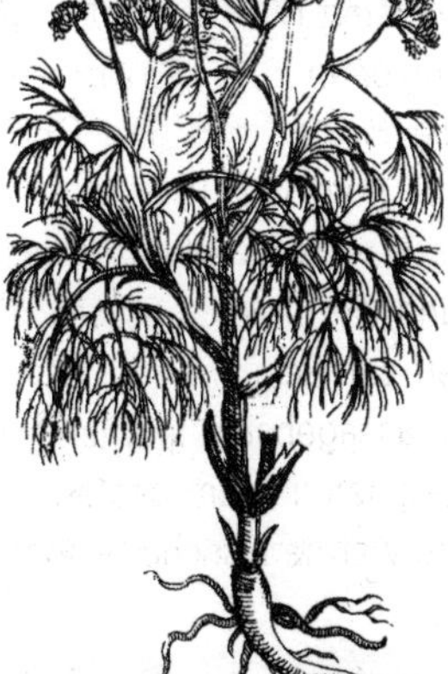

Aloe vera

Ein bißchen Geschichte

Glaubt man den Überlieferungen, so haben schon Nofretete und Kleopatra die wundersame Kraft von Aloe vera für ihre Schönheit und Gesundheit zu nutzen gewußt. Ägyptische Aufzeichnungen von vor über 6000 Jahren berichten bereits von der heilsamen Wirkung der „Wüstenlilie". Auch den Sumerern und Chinesen war die Pflanze wertvoller Bestandteil ihrer Hausapotheke. Ebenso nutzten Römer und Griechen ihre heilenden Eigenschaften.

»Aloe vera gegen Infektionen, Erschöpfungszustände und Haut- sowie Haarprobleme«

Forschungs- und Entdeckungsreisende brachten Aloe vera auf alle Kontinente dieser Welt. Marco Polo und Christoph Columbus – um nur einige zu nennen – sorgten nicht nur für ihre Verbreitung in andere Erdteile, sondern bedienten sich auf ihren langen, gefahrvollen Fahrten auch ihrer heilenden Wirkung. In Deutschland erschienen erst im 19. Jahrhundert Berichte über die medizinischen Aspekte dieser unscheinbaren genügsamen Pflanze. Seitdem weiß man, daß sich Aloe vera überall dort einsetzen läßt, wo es gilt, Infektionen oder Tumorerkrankungen zu mildern, Erschöpfungszuständen entgegenzuwirken oder Haar- und Hautprobleme in den Griff zu kriegen.

Ein kurzer botanischer Streifzug

Aloe vera ist vor allem in trockenen warmen Regionen mit milden Wintern anzutreffen. In ihren dicken fleischigen Blättern speichert sie die Feuchtigkeit, aus ihnen wird der wirkungsvolle Saft gewonnen. Es gibt über 200 verschiedene Arten, von denen jedoch nur die wenigsten medizinisch oder kosmetisch Bedeutung haben. Bei uns verbirgt sich hinter der Produktbezeichnung „Aloe vera" oder „mit Aloe vera" die Art *Aloe vera bardensis miller*. Auf anderen Kontinenten angesiedelte Arten finden aber ebenso Anwendung in medizinischen oder pflegenden Produkten.

Auch wenn ihr Aussehen anderes vermuten läßt, gehört Aloe vera zu den Liliengewächsen. In Afrika und auf den Kanaren, in Asien, im Mittelmeerraum sowie in Südamerika wächst Aloe noch wild. Zur kommerziellen Aloe-Saft-Gewinnung finden sich große Plantagen in Arizona und Texas. Die Arten, die bei uns als Zimmerpflanze angeboten werden, sind medizinisch nicht von Bedeutung. Mildere Temperaturen als bei uns sind erforderlich, damit die Pflanze ihre Wirkstoffe voll entfalten kann. Um sich solch ein Heilpflänzchen selbst zu ziehen, benötigte man daher in unseren Breiten ein Gewächshaus.

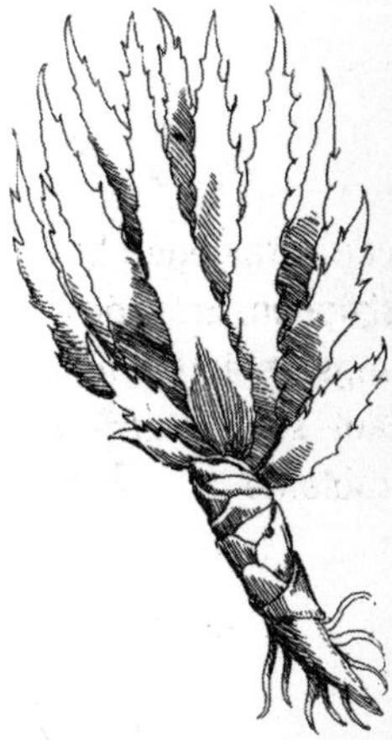

Aloe vera, eine Pflanze aus trockenen und warmen Regionen

Die Wirkstoffe von Aloe vera

Dreh- und Angelpunkt der heilenden Wirkung von Aloe vera ist das Saccharid Acemannan. Bis zur Pubertät produziert unser Körper diesen Wirkstoff selber. Später muß er dann über die Nahrung zugesetzt werden – oder über Aloe vera. Acemannan aktiviert verschiedene Bestandteile unseres Immunsystems und führt so zu einer gesteigerten Immunabwehr. Unser Körper wird so fit gemacht für den Kampf gegen die uns täglich bedrohenden Eindringlinge wie Bakterien, Viren oder Pilze. Auch bei Allergien verschafft Acemannan Linderung, denn es sorgt für einen beschleunigten Abtransport körperfremder Eiweißstoffe, die bei manchen Menschen zu einer Überreaktion des Körpers, eben zur Allergie, führen.

Für die gesundheitliche Wirkung von Aloe vera sind aber noch weitere Inhaltsstoffe verantwortlich, denn nur das Zusammenspiel der einzelnen Wirkstoffe in einer Pflanze macht die heilende Kraft der Natur aus. Neben den Polysacchariden wie Acemannan findet man in Aloe vera unter anderem auch Vitamine, Enzyme, essentielle Fettsäuren und ätherische Öle. Letztere sind dafür verantwortlich, daß mit der Pflanze Aloe vera die Aromatherapie begründet wurde. Die schmerzlindernde Wirkung von Aloe vera kann auf die Salizylsäure zurückgeführt werden, eine Substanz, die z.B. in Aspirin im Kampf gegen Schmerzen erfolgreich eingesetzt wird. Der Bitterstoff Aloin ist Ursache für die positive Beeinflussung der Darmtätigkeit durch Aloe vera. Er wirkt abführend und darmreinigend.

»Der Bitterstoff Aloin beeinflußt die Darmtätigkeit positiv, für die schmerzlindernde Wirkung ist Salizylsäure verantwortlich.«

Wie wird Aloe vera angewendet?

Der Markt hält heute eine verwirrende Vielzahl von Zubereitungen mit Aloe vera bereit.

Als *Aloe-vera-Saft* wird der ausschließlich aus den Blättern gepreßte Saft bezeichnet. Er kann pur, eingedickt oder konzentriert verwendet werden, meist ist lediglich der Bitterstoffe Aloin entfernt.

Aus dem Saft der dickfleischigen Aloe-Blätter läßt sich in Kombination mit Gel-Bildnern ein *Aloe-Gel* herstellen. Bitte beachten Sie aber, daß diese häufig Konservierungsmittel enthalten und parfümiert sind.

Für die Herstellung von *Cremes* und vielen anderen Kosmetika eignet sich die Zubereitung von Aloe vera mit einem Pflanzenöl.

Der Saft läßt sich soweit eindicken, bis man ein kristallines *Pulver* erhält. Dieses wird zur Herstellung homöopathischer Präparate genutzt.

Auszüge von Aloe vera können Sie mit Alkohol oder Zucker (Aloe-Sirup) leicht selber herstellen. Allerdings enthalten diese dann noch den Bitterstoff Aloin, der aus den meisten im Handel vertriebenen Aloe-vera-Produkten entfernt worden ist.

Je nach Verwendungszweck muß man sich für Aloe vera in Form von Gel, Creme oder Saft entscheiden. Es ist jedoch niemandem anzuraten, den Saft pur zu trinken – er schmeckt scheußlich. Sein bitterer Geschmack kann aber durch Mischen mit anderen Säften einigermaßen überdeckt werden. Achten Sie darauf, daß die Cremes und Gele frei von Konservierungs- und Duftstoffen sind. Diese reizen die geschädigte Haut oft zusätzlich und vermindern die heilende Wirkung der Pflanze.

Hier hilft Aloe vera

Auf einen Blick

Aloe vera hilft bei Schnupfen, Erkältung, Vaginalentzündung, Akne, Abszessen, Allergien, Ekzemen, Furunkeln, Insektenstichen, Sonnenbrand, Strahlenschäden, Herpes, Verdauungsproblemen.

Aloe vera läßt sich überall dort hilfreich einsetzen, wo die Haut in Mitleidenschaft geraten ist, z.B. zur Behandlung von Narben und Akne, bei Sonnenbrand oder Wunden und Abszessen. Es macht die Haut weicher sowie geschmeidiger und wirkt Infektionen entgegen. Der entzündliche Prozeß heilt schneller ab, die Haut regeneriert sich und wird wieder frisch sowie glatt. Auch bei Allergien erzielt man mit Aloe vera gute Erfolge. Durch die bereits erwähnte blutreinigende Wirkung (Abtransport von Fremdstoffen) und die Linderung des Juckreizes erholt sich die Haut merklich.

Bei sämtlichen Erkrankungen, die mit Abwehrschwäche in Zusammenhang gebracht werden können, erreichen Sie mit Aloe-vera-Präparaten eine Stärkung Ihres Immunstatus und damit eine Linderung der Symptome. Aloe vera verleiht dem Körper die Kraft, die er für die Auseinandersetzung mit der Erkrankung benötigt.

Atemwegsinfektionen

»Aloe-vera-Präparate stärken das Immunsystem und lindern damit Krankheitssymptome.«

Schnupfen und Erkältung

Hauptsächlich in den Wintermonaten jagt oft eine Erkältung die andere. Betroffen sind meist Kinder, alte sowie abwehrgeschwächte Menschen. Eine Kur mit Aloe-vera-Saft hilft der Infektanfälligkeit vorzubeugen. Die Erkältungen werden seltener und fallen weniger heftig aus. Zum Regenerieren der strapazierten Nasenschleimhaut bei Schnupfen eignen sich Cremes oder Salben mit Aloe vera.

Frauenleiden

Vaginalentzündung

Bei allen gynäkologischen Erkrankungen ist ein entsprechender Facharzt zu konsultieren. Um die Symptome häufig wiederkehrender Pilzerkrankungen in diesem Bereich zu lindern, können Sie Sitzbäder mit Aloe vera machen und/oder die betreffenden Stellen mit Aloe-vera-haltigen Cremes oder Salben behandeln. Aloe vera wirkt dem Juckreiz entgegen und regeneriert die durch den Pilz in Mitleidenschaft gezogene Scheidenschleimhaut.

Hauterkrankungen

Akne
Wichtig bei einer Aknebehandlung ist, daß die Poren der Haut nicht ständig durch Abdeckcremes verstopft werden und so nur weitere Pickel entstehen. Aloe vera reinigt die Hautporen und glättet die Haut. Für aknegeplagte Menschen ist Aloe vera eine der besten Therapien.

Abszesse, Allergien, Ekzeme, Furunkel
Bei allen Entzündungen und allergischen Reaktionen der Haut beeinflußt Aloe vera positiv den Heilungsprozeß durch seine immunstimulierende und bakterizide Wirkung, die Haut kann sich entspannen und wird wieder glatter sowie geschmeidiger.

Herpes
Die häufigste Form ist der Lippenherpes. Die kleinen Pusteln und Bläschen heilen nach einigen Tagen meist von selbst wieder ab. Gegen den Juckreiz helfen Aloe-vera-Gele oder -Salben. Zur Stärkung der Immunabwehr trinken Sie Aloe-vera-Saft.

Insektenstiche
Am besten eignen sich gegen Insektenstiche Aloe-vera-Gele, die pur auf den Stich aufgetragen werden. Sie lindern den Schmerz und beugen übermäßiger Schwellung vor. Behandelt wird, bis die Beschwerden abgeklungen sind.

Sonnenbrand
Nach Verbrennungen der Haut durch die Sonne eignen sich kosmetische Aloe-vera-Cremes. Der Sonnenbrand heilt ab, die Haut regeneriert sich schneller.

Gut zu wissen

Wenn Sie in Urlaub fahren, vergessen Sie nicht, eine Tube mit Aloe-vera-Salbe oder -Creme einzupacken als erste Hilfe gegen Insektenstiche, Sonnenbrand und Lippenherpes.

Strahlenschäden

Auch Röntgenstrahlen können das Gewebe der Haut schädigen. Gele oder Cremes mit Aloe vera helfen hier vorzüglich. Sie können auch schon vorbeugend vor der Bestrahlung verwendet werden.

Magen-Darm-Beschwerden

Verdauungsprobleme

Diese haben oft vielfältige Hintergründe. Hektisches Essen, ungesunde Nahrung und Streß verlangen unserem Verdauungstrakt zu viel ab. Der Magen produziert dann häufig übermäßig Säure. Magenschmerzen und die Bildung von Geschwüren können die Folge sein, der Darm nimmt seine Arbeit nur schleppend oder gar nicht mehr auf. Um das Zusammenspiel von Magen und Darm zu fördern, helfen Aloe-vera-Saft oder homöopathische Behandlungen mit Aloe vera. Letztere wirken bei Verstopfungen oft sofort. Genügend Bewegung und eine gesunde, ballaststoffreiche Ernährung sind jedoch die Voraussetzung, um länger anhaltenden oder immer wieder auftretenden Verstopfungen zu begegnen.

Apfelessig

Ein bißchen Geschichte

Bei den Vertretern der internationalen Kochkunst spielt Apfelessig heute kaum eine Rolle. Dagegen weiß man in der Volksmedizin seine heilende Wirkung schon seit vielen Jahrhunderten zu schätzen. In unserer Zeit wurde die gesundheitsfördernde Wirkung des Apfelessigs von dem amerikanischen Arzt D. C. Jarvis neu entdeckt. Er widmete sich besonders der Erhaltung der Gesundheit bis ins hohe Alter. Für Menschen, die den Verfall von Körper und Geist im Alter nicht als unabänderlich ansehen, sondern auch das hohe Alter noch aktiv und vor allem gesund erleben möchten, kreierte er eine Art „Anti-Aging"-Cocktail mit folgenden Zutaten:

1 Glas lauwarmes Wasser
2 TL Apfelessig
2 TL Honig

Vermischen Sie die Zutaten gut, und trinken Sie den Cocktail regelmäßig jeden Morgen in kleinen Schlucken.

» Gesundheitsfördernde Wirkung von Apfelessig wieder entdeckt «

Wie wird Apfelessig hergestellt?

Die Herstellung von Apfelessig erfolgt auf relativ einfache Weise nach dem Grundprinzip, daß Sauerstoff in Anwesenheit von Essigsäurebakterien mit Alkohol reagiert. Für den Apfelessig bedeutet das: Äpfel werden gepreßt und zu Apfelwein vergoren. Der darin enthaltene Alkohol wird nun von Essigsäurebakterien zu Essigsäure umgewandelt. Da Apfelwein wenig Alkohol enthält, ist im Apfelessig folglich auch weniger Säure als beispielsweise im Weinessig. Deshalb schmeckt Apfelessig fruchtig und mild-säuerlich.

Welcher Apfelessig soll es sein?

» Beim Kauf von Apfelessig unbedingt auf Qualität achten! «

Achten Sie beim Kauf von Apfelessig unbedingt auf gute Qualität. Kaufen Sie nur Essig aus natürlicher Gärung. Da bei der Herstellung von Apfelessig die Äpfel mit Schale und Kerngehäuse verwendet werden, sollten die Äpfel aus biologischem Anbau stammen. So kann man sicher sein, daß der Apfelessig so gut wie keine Schadstoffe, die sich hauptsächlich in der Schale und im Kerngehäuse anreichern, enthält.

Die Wirkstoffe von Apfelessig

Die gesundheitsfördernde Wirkung von Apfelessig beruht in erster Linie auf den Inhaltsstoffen des Ausgangsprodukts Apfel. Wie in ihm findet man auch im Apfelessig eine hohe Kaliumkonzentration. Außerdem enthält Apfelessig weitere Mineralstoffe und Spurenelemente wie Kalzium, Fluor, Magnesium, Natrium, Phosphor und Silizium. Komplettiert wird die gesundheitsfördernde Kombination durch Ballaststoffe wie das cholesterinsenkende Pektin sowie die Vitamine C und Beta-Karotin. Beide gelten als sogenannte Zellschutzsubstanzen, d.h. sie schützen die Zellen vor den aggressiven freien Sauerstoffradikalen.

Als wichtigster Effekt des Apfelessigs gilt seine antibakterielle Wirkung, für die hauptsächlich die Essigsäure verantwortlich zeichnet. Sie vernichtet im Darm Fäulnisbakterien und behindert ungesunde Gärungsprozesse. Davon profitiert wiederum die natürliche Darmflora. Außerdem fördert Apfelessig unsere Verdauung. Er stabilisiert das Säure-Basen-Gleichgewicht im Organismus, indem er die Übersäuerung – verursacht beispielsweise durch Streß und chronische Erkrankungen – ausgleicht.

Wie wird Apfelessig angewendet?

Apfelessig eignet sich hauptsächlich zur innerlichen Anwendung – natürlich mit Wasser verdünnt. Man kann Apfelessig aber auch inhalieren. Geben Sie dazu 250 ml Apfelessig in eine Schüssel. Gießen Sie dann 500 ml heißes Wasser dazu. Halten Sie den Kopf über den Dampf, legen Sie ein großes Handtuch über Kopf sowie Schüssel, und atmen Sie die Dämpfe ungefähr 10 Minuten lang ein. Apfelessig können Sie auch für Wickel (siehe Seite 38), Kompressen und Waschungen sowie als erfrischenden und gleichzeitig entspannenden Badezusatz verwenden.

Wichtiger Hinweis

Suchen Sie unbedingt einen Arzt auf, wenn Ihre Beschwerden länger als zwei Tage anhalten. Informieren Sie Ihren Arzt, daß Sie seine Behandlung mit Naturheilmitteln unterstützen möchten. Besprechen Sie mit ihm etwaige Risiken und Probleme!

Hier hilft Apfelessig

Auf einen Blick

Apfelessig hilft bei Erkältung, Halsschmerzen, Heiserkeit, Husten, Schnupfen, Verschleimung, Stirnhöhlenentzündung, Menstruationsbeschwerden, Schwangerschaftsübelkeit, Nierenentzündung, Blasenentzündung, Insektenstichen, Sonnenbrand, erhöhtem Cholesterinspiegel, schwachem Herzen, Verdauungsproblemen, Durchfall, Verstopfung, Zerrungen, Prellungen, rheumatische Beschwerden, Krampfadern, Hämorrhoiden.

Apfelessig dient hauptsächlich der Gesunderhaltung des Körpers und der Prophylaxe. Er stärkt den Organismus und mobilisiert das Abwehrsystem, fördert den Stoffwechsel, regt die Verdauung an und hemmt gesundheitsschädliche Bakterien, sich zu vermehren.

Atemwegserkrankungen

Erkältung

Sollten Sie ein schwaches Immunsystem haben, so können Sie es mit Hilfe von Apfelessig stärken. Starten Sie im frühen Herbst eine Apfelessig-Honig-Kur, d. h. trinken Sie einmal täglich ein Glas des eingangs erwähnten Apfelessig-Honig-Cocktails (Rezept siehe Seite 49).

Achtung!

Schlucken Sie die Lösung keinesfalls herunter!

Halsschmerzen, Heiserkeit

Bei dieser Indikation empfiehlt es sich, mit einer verdünnten Apfelessiglösung zu gurgeln: Geben Sie 25 ml Apfelessig in 75 ml lauwarmes Wasser und gurgeln Sie stündlich mit dieser Lösung. Ein Halswickel – zweimal täglich angewendet – unterstützt die Wirkung des Gurgelns: Tauchen Sie ein Handtuch in heißes Wasser, dem 3 Eßlöffel Apfelessig zugefügt wurden.

Husten

Bei Bronchialhusten hat sich der Schleim in den Atemwegen festgesetzt und kann nicht mehr abgehustet werden. Da Apfelessig in Kombination mit Honig schleimlösend wirkt, ist er hier genau das richtige Naturheilmittel: Mischen Sie 4 Eßlöffel flüssigen Honig mit 5 Teelöffeln Apfelessig (gut verrühren!). Schlucken Sie bei Hustenreiz 1 Teelöffel. Trinken Sie außerdem noch 4 Gläser des Apfelessig-Honig-Cocktails pro Tag (Rezept siehe Seite 49).

Schnupfen, Verschleimung

Haben Sie Schnupfen oder sind die Bronchien verschleimt, sollten Sie Apfelessig innerlich und äußerlich anwenden. Gegen eine rote und entzündete Nase legen Sie eine warme Kompresse mit verdünnter Apfelessiglösung darauf und lassen den Apfelessig einige Minuten einwirken. Gegen Verschleimung hilft es, zweimal täglich 1 Glas Apfelessig mit Honig zu trinken.

» Äußerliche und innerliche Anwendung bei Husten, Schnupfen und Verschleimung «

Stirnhöhlenentzündung

Hierbei hat sich bewährt, 1 Glas Wasser mit 1 Teelöffel Apfelessig zu trinken – und dies siebenmal täglich. Außerdem können Sie mit Apfelessig, der im Verhältnis 1:2 mit heißem Wasser verdünnt ist, inhalieren.

Frauenleiden

Menstruationsbeschwerden

Aufgrund seines hohen Gehalts an den Mineralstoffen Kalium, Kalzium und Magnesium spielt Apfelessig bei jeglicher Schmerzlinderung eine große Rolle. Entsprechend wirkt er auch gegen Unterleibskrämpfe, ausgelöst durch das Zusammenziehen der Gebärmuttermuskulatur. Trinken Sie in diesem Fall regelmäßig 2 Gläser des Apfelessig-Honig-Getränks (Rezept siehe Seite 49).

Schwangerschaftsübelkeit

Auch gegen Schwangerschaftsübelkeit, die hauptsächlich in den ersten drei Monaten der Schwangerschaft auftritt, hilft Apfelessig. Trinken Sie morgens noch vor dem Aufstehen 1 Glas Wasser mit 1 Teelöffel Apfelessig.

Harnwegsentzündungen

Nieren-, Blasenentzündung

Wer unter Nieren- und Blasenentzündungen leidet, muß sehr viel trinken, am besten Kräutertee und Mineralwasser! Apfelessig fördert die Durchspülung von Nieren und Blase. Dadurch erhöht sich die Ausscheidungsrate der Stoffwechselprodukte, und Nieren- oder Blasensteine können nicht so leicht entstehen. Sie sollten daher täglich zusätzlich zu Kräutertee und Mineralwasser mindestens 1 Glas Wasser mit 2 Teelöffeln Apfelessig trinken.

Hauterkrankungen

Insektenstiche, Sonnenbrand

»Apfelessig ist gegen Insektenstiche und Sonnenbrand ein altbewährtes Hausmittel.«

Apfelessig ist als altes Hausmittel gegen Insektenstiche und Sonnenbrand bekannt. Legen Sie mit verdünntem Apfelessig getränkte Kompressen auf den Stich oder die betroffenen Hautbereiche. Dies kühlt und lindert den Juckreiz.

Herz-Kreislauf-Erkrankungen

Erhöhter Cholesterinspiegel

Der im Apfelessig enthaltene Ballaststoff Pektin unterstützt die medikamentöse Behandlung eines erhöhten Cholesterinspiegels. Trinken Sie zu diesem Zweck mehrmals täglich 1 Glas des Apfelessig-Honig-Cocktails (Rezept siehe Seite 49).

Schwaches Herz

Eine Trinkkur mit Apfelessig, die Sie in regelmäßigen Abständen mehrmals im Jahr durchführen sollten, stärkt den Herzmuskel. Verantwortlich für diese Wirkung ist das im Apfelessig in hoher Konzentration enthaltene Kalium. Trinken Sie über einen Zeitraum von 4 bis 6 Wochen pro Tag 3 bis 4 Gläser des Apfelessig-Honig-Cocktails (Rezept siehe Seite 49). Die Wirkung wird durch die Zugabe von Weißdornsaft unterstützt.

Magen-Darm-Beschwerden

Durchfall

Bei Durchfall hat sich Apfelessig sehr bewährt. Er vernichtet die Krankheitserreger im Darm und gibt dem Organismus gleichzeitig die wichtigen Mineralstoffe und Spurenelemente. Trinken Sie bei Durchfall mehrmals täglich 1 Glas Mineralwasser mit 1 Eßlöffel Apfelessig.

Verdauungsprobleme

Eine aus dem Gleichgewicht geratene Darmflora oder die Darmträgheit führen oft zu Verdauungsproblemen, die sich als Blähungen, Völlegefühl, Bauchschmerzen oder Übelkeit äußern können. Sogar kolikartige Schmerzen sind möglich. Sie sollten in diesem Fall vor jeder Mahlzeit 1 Glas des Apfelessig-Honig-Cocktails (siehe Seite 49) zu sich nehmen. Die beiden Gesundheitselixiere Apfelessig und Honig sorgen für ein intaktes Darmmilieu.

Achtung!

Lassen Sie unbedingt von einem Arzt chronische Darmerkrankungen ausschließen.

Verstopfung

Auch wenn Sie unter Verstopfung leiden, sollten Sie auf den Apfelessig-Honig-Cocktail zurückgreifen: Trinken Sie mehrmals täglich 1 Glas des lauwarmen Getränks (Rezept siehe Seite 49).

Weitere Diagnosen

Zerrungen, Prellungen, rheumatische Beschwerden

»Bei Prellungen hilft ein kalter Apfelessigwickel.«

Bei Sportverletzungen oder Gelenkschmerzen im Rahmen rheumatischer Erkrankungen tut Apfelessig aufgrund seiner abschwellenden und schmerzlindernden Wirkung ausgesprochen gut. Bei *Prellungen* geben Sie so schnell wie möglich einen kalten Apfelessigwickel auf die betroffene Stelle. Dies können Sie – wenn erforderlich – mehrmals wiederholen. Bei Zerrungen hilft ein feucht-warmer Wickel mit Apfelessig. Gelenkschmerzen lindert der Apfelessig-Honig-Cocktail (Rezept siehe Seite 49). Trinken Sie über einen längeren Zeitraum 2 Gläser pro Tag. Ist das Gelenk akut entzündet, machen Sie täglich einen kalten Apfelessigwickel. Chronische Gelenkentzündungen sollten Sie mit mindestens einem warmen Apfelessigwickel pro Woche bekämpfen. Ansonsten gilt: Bewegen, bewegen, bewegen...

Apfelessig gegen Krampfadern und Hämorrhoiden

Apfelessig wirkt adstringierend (zusammenziehend) und abschwellend. Diese Eigenschaften nutzt man bei der Behandlung von Krampfadern und Hämorrhoiden. Gegen Krampfadern und schwere Beine helfen jeweils mit Apfelessig angereicherte kalte Beinwickel sowie kalte Fußbäder. Sitzbäder in lauwarmem Wasser mit Apfelessig verringern die Beschwerden bei Hämorrhoiden.

Arnika

Ein bißchen Geschichte

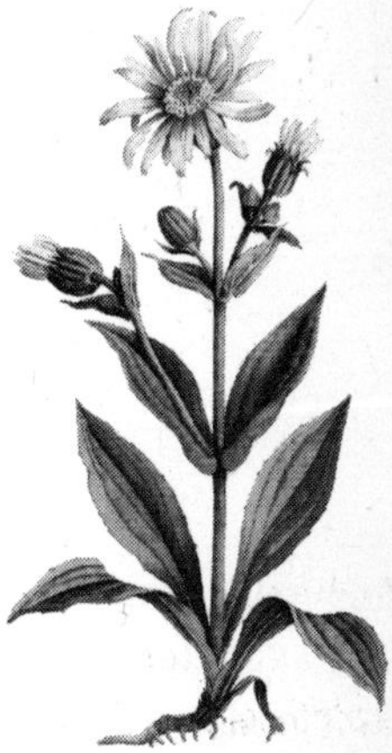

Arnica *(Arnica montana)* ist auch als Wohlverleih oder Bergwurz bekannt.

Arnika, auch bekannt als Wohlverleih oder Bergwurz, hatte schon bei den Germanen ihren Platz in der traditionellen Volksmedizin. In Form von Tee, Tinktur oder auch als Arnikaspiritus ist sie seit dem 18. Jahrhundert aus den Hausapotheken nicht mehr wegzudenken. Schon früh setzte man Arnika-Umschläge bei der Behandlung von Rheuma und Gicht ein, rieb den Rücken mit Arnikatinktur bei Hexenschuß ein und behandelte Muskelschmerzen, Stauchungen, Prellungen und Zerrungen damit. Mundspülungen mit einigen Tropfen Arnikatinktur sollten bei Magenbeschwerden und Herzschwäche helfen.

Ein kurzer botanischer Streifzug

Arnika ist leicht an den gelben, unregelmäßig gewachsenen Korbblüten zu erkennen. Dicht am Boden befinden sich die Blätter der Arnika, die als Rosette den behaarten Stengel umfassen. Weiter oben am Stengel wachsen meist nur ein bis zwei Paar kleinere Blättchen. Diese tragen häufig weitere Blütenanlagen. Die Blüte der Arnika besteht aus einem Blütenköpfchen, das von einem Hüllkelch umgeben ist. Ein besonderes und für die Heilkräutersuche wichtiges Erkennungsmerkmal sind die drei Zähne der Randblüten.

Die bei uns vorkommende Art heißt botanisch *Arnica montana*. Sie wächst auf bergigen, nährstoffarmen

Wiesen. Da sie unter Artenschutz steht und außerdem ihr Anbau nicht sehr lohnenswerte Ernten hervorbringt, wird neuerdings bei uns auch die aus Amerika stammende Wiesenarnika gezüchtet. Ihr botanischer Name ist Arnica chamissouis. Sie wächst in ihrer Heimat auf sauren Moorwiesen. Auch dort verwendet man sie zu Heilzwecken.

Geerntet werden die voll erblühten Pflanzenköpfe; sie müssen schonend getrocknet und vor Feuchtigkeit geschützt kühl aufbewahrt werden.

Die Wirkstoffe von Arnika

»Die ätherischen Öle von Arnika wirken desinfizierend und entzündungshemmend.«

Arnikablüten enthalten ätherische Öle, Flavonoide und Cholin. Außerdem konnte man Procyanidine nachweisen. Für die Wirkung entscheidend sind auch ihre Bitterstoffe; hier hat man das Helenalin isolieren können. Exakt weiß man über die Wirkeigenschaften der einzelnen Inhaltsstoffe noch nicht Bescheid. Die ätherischen Öle sind jedenfalls für die entzündungshemmende und desinfizierende Wirkung der Arnika verantwortlich, die Flavonoide beeinflussen Herz sowie Kreislauf, und Cholin wirkt blutdrucksenkend. Die Procyanidine findet man auch im Weißdorn (siehe Seite 235), der für seine Wirkung auf das Herz bekannt ist. Wahrscheinlich wirken sich auch die Procyanidine der Arnika positiv auf dieses Organ aus. Vom Helenalin ist mittlerweile bekannt, daß dieser Stoff Haut und Schleimhaut reizt; außerdem beeinflußt er ebenfalls das Herz.

Weitere Untersuchungen werden erforderlich sein, um die Wirkeigenschaften der einzelnen Inhaltsstoffe der Arnika zu analysieren. Bisher weiß man nur eines sicher: An der Wirkung der Arnika sind eine Vielzahl von Wirksubstanzen beteiligt.

Wie wird Arnika angewendet?

Von einer Einnahme von Arnikapräparaten wird wegen bekanntgewordener ungünstiger Wirkungen auf Magen, Darm und Herz abgeraten. Noch ist die Wirkung bei innerlicher Anwendung nicht ausreichend untersucht, um Nutzen und Schaden abschließend gegeneinander abwägen zu können. Eine Ausnahme bildet natürlich die Einnahme homöopathischer Arnikatropfen oder -kügelchen.

In erster Linie wird Arnika daher zur äußerlichen Behandlung verwendet. Dafür bieten sich z.B. Umschläge oder Spülungen mit Arnikatinktur an. Diese besteht aus getrockneten Arnikablüten, die mit 70%igem Alkohol übergossen wurden. Arnikatinkturen können Sie auch in der Apotheke kaufen. Ebenso ist ein Arnikatee erhältlich. Ein bis zwei Teelöffel der getrockneten Blüten sind mit etwa einer Tasse kochendem Wasser zu übergießen.

Bei den homöopathischen Zubereitungen gibt es zwei verschiedene Präparate. Für die innerliche Anwendung werden getrocknete Teile des Wurzelstocks der Arnika angesetzt. Dieses Präparat ist als „Arnika" erhältlich. Für die äußerliche Anwendung dagegen nehmen Sie „Arnika externi. Diese Zubereitung wird aus getrockneten Blüten der Arnika hergestellt. Für die Homöopathen ist Arnika wichtigster Bestandteil der homöopathischen Hausapotheke zur Behandlung von Wunden. Neben den Tropfen und Globuli (meistens werden Potenzen zwischen D^2 und D^3 verwendet) werden auch Arnikasalben verkauft.

Manche Menschen können allerdings auf Arnikapräparate allergisch reagieren. Dann ist Vorsicht geboten. Außerdem sollten Sie bei Selbstbehandlung von einer innerlichen Anwendung allopathischer Arnikapräparate absehen, auch wenn der medizinische Effekt der Arnika auf einige Herzbeschwerden erwiesen ist. Die Einnahme von Arnika ist nicht ganz ungefährlich. Fragen Sie in diesem Fall Ihren Arzt.

Achtung!

Die Einnahme von Arnika ist wegen möglicher allergischer Reaktionen nicht ganz ungefährlich. Fragen Sie Ihren Arzt oder Apotheker.

Hier hilft Arnika

Auf einen Blick

Arnika hilft bei Venenentzündungen, Gicht, Rheuma, Entzündungen im Mund- und Rachenbereich, Herz-Kreislauf-Beschwerden, Verletzungen und Wunden.

Bei Verletzungen von Muskeln und Sehnen, gegen Blutergüsse und auch bei Venenleiden hilft Arnika. Homöopathisch werden zusätzlich Gicht und Rheuma sowie Herz- und Kreislaufbeschwerden behandelt. Arnika ist eines der wichtigsten Naturheilmittel zur Behandlung von Wunden.

Gefäßerkrankungen

Venen

Bei Entzündungen der Venen oder nur zur Pflege und Gesunderhaltung der Venen erweist sich die homoöpathische Arnikasalbe als sehr wirksam.

»Arnika ist eines der wichtigsten Naturheilmittel zur Behandlung von Wunden.«

Gicht und Rheuma

In der Homöopathie wird Arnika gegen Gicht und Rheuma eingesetzt.

Hauterkrankungen

Entzündungen im Mund- und Rachenbereich

Sind Rachen und Mundraum entzündet, so bietet es sich an, mit Arnikatinktur (1/2 Teelöffel Tinktur auf 1 Glas warmes Wasser) zu gurgeln. Sie können ebenso mit Arnikatee spülen. Arnika fördert die Durchblutung und steigert so die Abwehrkraft des Körpers, in diesem Fall der Schleimhäute.

Herz-Kreislauf-Beschwerden

Homöopathische Arnikapräparate finden Anwendung in der Behandlung einer Herzschwäche, z.B. aufgrund von Degenerationserscheinungen im Alter oder nach überstandenen Erkrankungen. Arteriosklerose und Angina pectoris gehören ebenfalls in das Einsatzgebiet homöopathischer Arnikazubereitungen

Verletzungen, Wunden

Blutergüsse

Ein Arnika-Umschlag auf einem Bluterguß fördert die Resorption des in das Gewebe eingedrungenen Blutes und beschleunigt den Heilungsprozeß. Wirksam sind auch homöopathische Arnikasalben.

Kleine Wunden

Wunden, die schlecht heilen oder schmierige Oberflächen aufweisen, können mit Arnika-Umschlägen behandelt werden. Vorsicht jedoch, falls Sie allergisch gegen Arnika sein sollten!

Verletzungen von Muskeln und Sehnen

Bei Verletzungen, Faserrissen, Quetschungen und Zerrungen von Muskeln oder Sehnen helfen Umschläge mit Arnikatinktur (1 Eßlöffel Tinktur in 1/2 Liter Wasser verdünnt) oder Arnikatee.

Arnika wirkt sich hier nicht nur günstig auf den Heilungsprozeß aus, sondern lindert auch merklich die Schmerzen. Zusätzlich zu den Umschlägen sollte bei Verletzungen dieser Art der betroffene Körperteil (Arm, Bein, Fuß) absolut ruhig gestellt werden. Je nach Ihrer persönlichen Einstellung können Sie in solchen Fällen auch mit homöopathischer Arnikasalbe behandeln.

Gut zu wissen

Gerade wenn Sie Kinder im Haus haben, sollte Arnika nicht fehlen, denn kleinere Wunden oder Verletzungen von Muskeln und Sehnen der Kinder lassen sich bei deren starkem Bewegungsdrang nicht vermeiden, aber rasch und gut behandeln.

Baldrian

Ein bißchen Geschichte

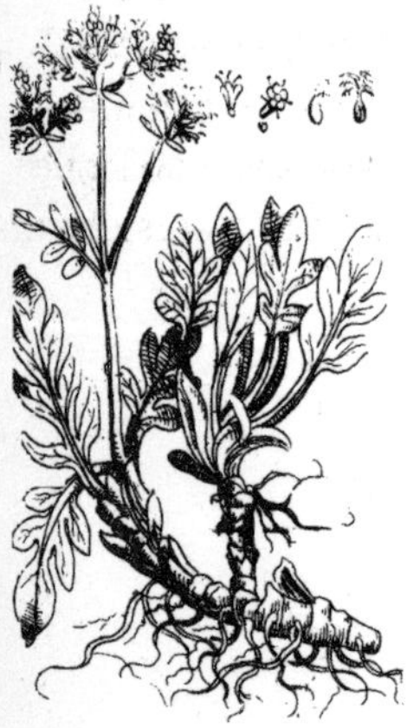

Baldrian *(Valeriana officinalis)*

Als Mittel gegen Frauenleiden setzten schon Hippokrates und seine Schüler im 5./4. Jahrhundert v. Chr. Baldrian ein. Und er sollte nie mehr in Vergessenheit geraten: Er wird bei Plinius erwähnt, Hildegard von Bingen beschreibt in ihrem Kräuterbuch die wohltuende Wirkung von Baldrian, und auch alle anderen nach ihr, die sich mit Heilkräutern befaßten, ließen Baldrian nicht ungenannt. In der traditionellen Volksmedizin war Baldrian, auch Katzenkraut genannt, das Nervenberuhigungsmittel überhaupt. Außerdem wurde es bei nervösen Herz- und Magenbeschwerden angewendet. Gerade seine krampflösende Wirkung machte ihn bei klimakterischen Frauenleiden so wertvoll.

Ein kurzer botanischer Streifzug

Jeder kennt Baldrian (*Valeriana officinalis*), aber wissen Sie auch, wie er aussieht? Baldrian ist eine kräftige, ausdauernde Pflanze. Sie kommt bei uns wild vor, wird aber auch angepflanzt. Sie wird etwa einen Meter hoch und besitzt einen kantigen Stengel, der innen hohl ist. An dem Stengel sitzen jeweils paarweise die großen Fiederblätter, an denen wiederum die kleineren Fiederblättchen entspringen. Die Blüten sind rotweiß und wachsen am oberen Ende des Stengels in Dolden.

Die verschiedenen Baldrian-Arten unterscheiden sich in der Farbe der Blüten und der Anzahl der Fiederblättchen, sind aber in ihrer medizinischen Wirksamkeit alle ähnlich. Baldrian wächst sowohl auf feuchten wie auch auf trockenen Böden und ist damit bei uns fast überall zu finden. Er blüht zwischen Juni und August.

Für die Ernte werden die Wurzeln der meist aus Kulturen stammenden Gewächse im Herbst ausgegraben und gewaschen. Nachdem Entfernung der feinen Wurzelfasern wird der Rest der Wurzel getrocknet. Den typischen Baldriangeruch verströmen erst die getrockneten Wurzeln.

»Das Zusammenwirken sämtlicher im Baldrian enthaltenen Substanzen läßt seine heilende Wirkung entstehen.«

Die Wirkstoffe von Baldrian

Die Baldrianwurzel enthält ätherische Öle, Sesquiterpene, Alkaloide und Valepotriate. Keiner dieser Inhaltsstoffe fällt im isolierten Zustand durch eine besondere Wirksamkeit gleich welcher Art auf. Erst das Zusammenwirken aller im Baldrian enthaltenen Substanzen macht seine Wirkung aus. Dabei ist heute auch wissenschaftlich seine Wirksamkeit bewiesen. Man nahm früher an, daß seine beruhigende Wirkung allein auf dem typischen Baldriangeruch durch den Bornylisovalerianylsäureester, der sich in den getrockneten Wurzeln gebildet hat, beruht. Um eine Wirkung zu erzielen, ist allerdings wichtig, daß man ausreichend hoch dosiert. So sollten Sie schon bis zu einem Teelöffel einer Baldriantinktur, eventuell mit etwas Wasser, zu sich nehmen. In dieser Dosierung wurde der beruhigende Effekt auch vom Bundesgesundheitsamt bestätigt.

Wie wird Baldrian angewendet?

Baldrian erhalten Sie in der Apotheke als *Tinktur* oder *Tee.* Letzteren sollten Sie jedesmal frisch zubereiten, damit die Baldrianwurzeln ihre volle Wirksamkeit entfalten können. Es gibt ferner Dragees, die für die Einnahme bei Tag bzw. für die Nacht unterschiedlich hoch dosiert sind.

Ein beruhigendes *Bad* läßt sich mit etwa 250 g Baldriantinktur oder einem fertigen Badeextrakt bereiten. Der anschließende Schlaf ist ruhig und tief. Auch Baldrianwein dient der Beruhigung von Herz und Nerven.

Homöopathische Baldrianzubereitungen werden unter dem Namen „Valeriana" verkauft, abgeleitet vom botanischen Namen des Baldrians. Die Lösungen werden ebenfalls aus den getrockneten Wurzeln hergestellt und meist in den Potenzen D^3 bis D^6 angewendet.

Hier hilft Baldrian

Auf einen Blick Baldrian hilft bei klimakterischen Beschwerden, nervösen Reizzuständen sowie Schlaflosigkeit.

Baldrian beruhigt die Nerven und lindert Beschwerden, die mit überreizten Nerven in Zusammenhang stehen. Er wird gerne gegen Schlaflosigkeit angewendet und hilft auch bei klimakterischen Beschwerden.

Klimakterische Beschwerden

In der Homöopathie wird Baldrian bei der Behandlung typischer Frauenleiden während der Menopause eingesetzt. Meistens werden die Dilutionen D^3 bis D^6 verwendet.

Nervöse Reizzustände

Baldrian hilft immer dann, wenn unsere Nerven überstrapaziert sind. Entscheidend ist die Dosierung. Fehlende innere Ruhe und daraus resultierende Nervosität führen häufig zu Verspannungen, die sich sowohl auf das Muskelgewebe als auch auf Herz und Verdauungstrakt ungünstig auswirken können oder zu Kopfschmerzen führen. Durch dauernde Nervosität ausgelöste Folgeerkrankungen wie Magen- und Bauchschmerzen, Gallenbeschwerden oder nervös bedingte Verstopfungen stellen sich ein.

So gut wie alle Arten nervöser Reizzustände können Sie mit Baldriandragees, -tinktur oder -tee behandeln. Probieren Sie am besten selbst aus, welche Zubereitung in welcher Dosierung Ihnen am bekömmlichsten ist. Auch homöopathische Tropfen helfen gegen Nervosität und Überreiztheit.

Gut zu wissen

Baldrian sollte in keiner Hausapotheke fehlen. Frei von Nebenwirkungen können Sie sich mit ihm in hektischen Zeiten etwas Gutes tun.

Schlaflosigkeit

Im Grunde genommen ist Schlaflosikgkeit ebenfalls eine Folge nervöser Reizzustände. Quälend wach liegt man abends im Bett und wartet auf den Schlaf, der sich nicht einstellen will, weil die Gedanken noch um das Tagesgeschehen kreisen oder weil übersensibel jedes Geräusch wahrgenommen wird. Man kann einfach nicht mehr abschalten. Dagegen hilft Baldrian z. B. in Form von Dragees, die bei Einnahme für die Nacht entsprechend hoch dosiert sind. Sie können auch Tinktur verwenden. Wieviel Sie genau benötigen, um zu einem ruhigen, erholsamen Schlaf zu finden, werden Sie schnell selber herausfinden. Bei Schlaflosigkeit eignen sich ferner Baldriantee, am besten gemischt mit Melisse, oder ein warmes Baldrianbad direkt vor dem Zubettgehen.

Bärlauch

Ein bißchen Geschichte

» Bärlauch ist das bevorzugte Hausmittel gegen Magen-Darm-Erkrankungen. «

Traditionell wird die Wirkung von Bärlauch seit langem sowohl bei der Zubereitung von Speisen als auch bei der gezielten Behandlung von Beschwerden genutzt. Vor allem als Hausmittel gegen Magen-Darm-Erkrankungen war Bärlauch schon immer ein bevorzugtes „Medikament". Man verwendete es aber auch bei mangelndem Appetit und bei Schwächezuständen. Dazu nahm man entweder Bärlauch frisch zerkleinert oder stellte aus dem Saft der Pflanzen Tropfen her. Bärlauch war ferner das Mittel zur Reinigung von Magen, Darm und Blut. Lange ist aber auch schon seine Wirksamkeit bei Arteriosklerose und Bluthochdruck bekannt. Manche Arzneibücher behaupten, er wirke diesbezüglich sogar besser als der botanisch mit ihm verwandte Knoblauch (siehe Seite 152).

Ein kurzer botanischer Streifzug

Bärlauch (*Allium ursinum*) wächst überall dort, wo er Schatten und Feuchtigkeit findet; er bevorzugt Wälder mit humusreichen Böden und ist in ganz Europa verbreitet. Bärlauch ist ein Zwiebelgewächs und trägt im Volksmund auch Namen wie Hexenzwiebel oder Waldknoblauch. Zerreibt man die Blätter zwischen den Fingern, tritt der dem Bärlauch typische Geruch nach Knoblauch bzw. Zwiebel besonders deutlich zutage. Aber auch ohne dies „knofelt" es im Wald an dicht mit Bärlauch bewachsenen Stellen.

Der Stengel des Bärlauchs wird etwa 20 bis 25 cm hoch. Die weißen Blüten sind zu einer Scheindolde angeordnet. Die Blütezeit liegt zwischen Mai und Juni. Am Grund des Stengels sitzen zwei länglich schmale Blätter. Geerntet werden die krautigen Pflänzchen, bevor sie blühen.

Die Wirkstoffe von Bärlauch

Bärlauch enthält bemerkenswert viel Vitamin C, außerdem Lauchöl, Flavonoide sowie Enzyme und Fructosane. Diese Substanzkombination macht Bärlauch ebenso wie den Knoblauch äußerst effektiv.

Mit Bärlauch lassen sich Gärungsprozesse im Darm und die damit verbundenen Schmerz- und Krampfzustände deutlich lindern. Außerdem wirkt Bärlauch galletreibend und – eine überaus wichtige Eigenschaft – gefäßerweiternd. Da somit besonders das Gehirn besser mit Blut versorgt werden kann, werden Alterungsprozesse durch die Einnahme von Bärlauchpräparaten verzögert. Des weiteren werden durch Bärlauch die Cholesterinspiegel positiv beeinflußt, und die roten Blutkörperchen verklumpen weniger leicht, so daß eine Thrombosegefahr reduziert werden kann.

Achtung!

Wirksam ist Bärlauch ausschließlich im frisch geernteten Zustand!

Wie wird Bärlauch angewendet?

Wie bereits erwähnt, entfaltet Bärlauch seine volle Wirksamkeit nur im frischen Zustand. Er eignet sich hervorragend zum Würzen von Salaten und Suppen. Verwechseln Sie die Blätter aber nicht mit denen des Maiglöckchens: Letztere sehen sehr ähnlich aus, unterscheiden sich aber durch den fehlenden Zwiebelgeruch und sind giftig!

Fertigpräparate aus der Apotheke mit Bärlauch sind rar, denn meist bedient sich die Schulmedizin der Wirkung des Knoblauchs, die im wesentlichen mit der des Bärlauchs identisch ist.

Hier hilft Bärlauch

Auf einen Blick

Bärlauch hilft bei Alterungsprozessen, Arteriosklerose, erhöhtem Blutdruck sowie Magen-Darm-Beschwerden.

Bärlauch wirkt bei Magen-Darm-Beschwerden, beugt Alterungsprozessen sowie Arteriosklerose vor und senkt den Blutdruck.

Einfluß auf Alterungsprozesse

Bärlauch wirkt gefäßerweiternd. Bestimmte Organe wie beispielsweise das Gehirn werden nach Einnahme von Bärlauch besser durchblutet, also besser ernährt. Alterungsprozesse werden damit hinausgezögert. Doch Vorsicht: Manche Menschen reagieren sehr empfindlich, so daß die Gefäßerweiterung zu einer Kreislaufschwäche führen kann.

Herz-Kreislauf-Erkrankungen

Arteriosklerose

Ebenso wie der Knoblauch beeinflußt auch Bärlauch positiv den Cholesterinspiegel. Durch zu hohe Cholesterinwerte verursachte Ablagerungen in den Arterien können durch die regelmäßige Einnahme von Bärlauch vermindert werden. Damit eignet sich Bärlauch als schmackhaftes Würzmittel von Salaten und Suppen, um der Arteriosklerose vorzubeugen.

Erhöhter Blutdruck

Die gefäßerweiternden Eigenschaften des Bärlauchs führen automatisch zu einer Verringerung des Blutdrucks. Ist dieser im Grenzbereich erhöht, können Sie dagegen mit Bärlauch angehen. Bei Werten, die über den Normalbereich hinausgehen, müssen Sie selbstverständlich Ihren Arzt aufsuchen.

Gut zu wissen

Mischen Sie im Frühjahr Bärlauch statt Knoblauch in Ihre Salate. Sie sorgen so nicht nur für Abwechslung, sondern essen sich damit gesund. Bärlauch finden Sie einfach und gratis bei einem Waldspaziergang.

Magen-Darm-Beschwerden

Wirkungsvoll ist Bärlauch auch bei Gärungsprozessen im Verdauungstrakt, die sich mit Blähungen oder Krämpfen bemerkbar machen. Die Inhaltsstoffe des Bärlauchs regen die Verdauungsvorgänge an und wirken fördernd auf Leber- und Gallentätigkeit, so daß Beschwerden dieser Art rasch gelindert werden können.

Beinwell

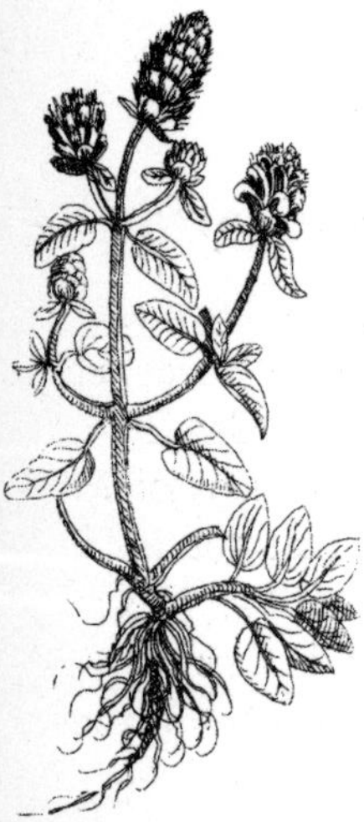

Beinwell
(Symphytum officinale)

Ein bißchen Geschichte

Von Heilerfolgen mit Beinwell-Wickeln berichten schon Hildegard von Bingen und Paracelsus, welche die heilsame Wirkung bei Knochenbrüchen, schlecht heilenden Wunden und Geschwüren kannten. Erstaunliches leistet Beinwell auch bei chronisch eiternden oder entzündeten Wunden und bei offenen Beinen. In erster Linie für die Wirksamkeit des Beinwells verantwortlich ist wohl die Substanz Allantoin, die diese Pflanze in therapeutisch nutzbaren Mengen enthält. Heute ist man aber aufgrund der Giftigkeit eines anderen Inhaltsstoffs davon abgekommen, Beinwell auf offene Wunden aufzutragen.

Ein kurzer botanischer Streifzug

Beinwell (*Symphytum officinale*) gehört zu den Borretschgewächsen. Er ist leicht an den grau behaarten länglichen Blättern zu erkennen. Der Stengel ist verzweigt und wird einen halben bis einen Meter hoch. Die Blüten sind meist blaulila, manchmal auch hell gelblich und in Trauben angeordnet. Die Blütezeit reicht von Mai bis zum Ende des Sommers. Beinwell, wegen seiner schwarzen Wurzel auch Schwarzwurz genannt, mag es gerne feucht. Er kommt bei uns sehr häufig vor und wächst bevorzugt an Waldrändern, Flußufern, Gräben und Wegrändern. Für Heilzwecke wird nur die Wurzel verwendet. Geerntet werden die Wurzeln, die außen schwarz und innen weiß sind, entweder vor der Blütezeit oder im Herbst.

Die Wirkstoffe von Beinwell

Beinwell enthält Allantoin, Flavonoide sowie Triterpene. Ansonsten kommen noch Vitamin B_{12}, Schleimstoffe, Stärke und verschiedene Pflanzensäuren vor. Besonders zu beachten sind die Pyrrolizidinalkaloide. Sie sind giftig und machen Beinwell zur innerlichen Anwendung ungeeignet.

Beinwell läßt sich hervorragend zur Heilung von Knochenbrüchen, Verstauchungen oder Quetschungen sowie Verrenkungen einsetzten. Seine Wirksamkeit ist vom ehemaligen Bundesgesundheitsamt bestätigt worden. Wegen der giftigen Pyrrozilidinalkaloide darf Beinwell jedoch nicht auf offene Wunden aufgebracht oder innerlich angewendet werden.

Eine Ausnahme bildet die homöopathische Zubereitung „Symphytum".

Wie wird Beinwell angewendet?

Beinwell wird fast ausschließlich in Form von Umschlägen verwendet. Dazu nimmt man die getrocknete Wurzel, kocht sie in Wasser (etwa 100 Gramm Wurzel auf 1 Liter Wasser) und tränkt die Umschläge im Sud.

Es gibt auch ein homöopathisches Beinwell-Präparat. Zur Herstellung wird ebenfalls die vor der Blüte geerntete Wurzel verwendet.

In der Potenzierung D^6 gibt man mehrmals täglich bis zu zehn Tropfen. Anwendungsgebiete sind Knochenbrüche, schlecht heilende Wunden, Durchblutungsstörungen. Außerdem wirkt „Symphytum" D^6 auch bei Arthrosen und Gelenkschmerzen.

Achtung!

Beinwell darf nur äußerlich angewendet werden. Zur Dosierung hier ein Auszug aus der Monographie der Kommission E (B Anz Nr 138 vom 27.7.1990):
„...Die pro Tag applizierte Dosis darf nicht mehr als 100 mg Pyrrolizidinalkaloide mit 1,2 ungesättigtem Necingerüst einschließlich ihrer N-Oxide enthalten. Die Anwendungsdauer sollte auf 4 bis 6 Wochen pro Jahr begrenzt sein. Während der Schwangerschaft sollte Beinwell nur nach Rücksprache mit dem Arzt verwendet werden."

Hier hilft Beinwell

Auf einen Blick Beinwell hilft bei Knochenbrüchen, Zerrungen, Verstauchungen und Quetschungen.

Knochenbrüche

Beinwell-Umschläge regen die Kallusbildung an und fördern so das Zusammenwachsen der gebrochenen Knochen. Auch die homöopathische Beinwell-Zubereitung ist hier geeignet.

Zerrungen, Verstauchungen und Quetschungen

Beinwell fördert den Heilungsprozeß, hat abschwellende Wirkung und lindert die mit der Verletzung einhergehenden Schmerzen. Auch hier können Sie nach Belieben Umschläge oder homöopathische Tropfen verwenden. Die Wirksamkeit von Beinwell bei Knochenbrüchen, Zerrungen, Quetschungen und Verstauchungen ist belegt und vom ehemaligen Bundesgesundheitsamt anerkannt. Voraussetzung für Beinwell-Umschläge ist aufgrund des giftigen Inhaltsstoffs Pyrrozilidinalkaloid, daß die Verletzungen keine offenen Wunden verursacht haben. Also: Beinwell nur auf die unversehrte Haut aufbringen, damit keine Wirksubstanz in den Blutkreislauf eindringt und die Anwendung ausschließlich äußerlich erfolgt. Von einer Anwendung während der Schwangerschaft ist abzusehen.

Brennessel

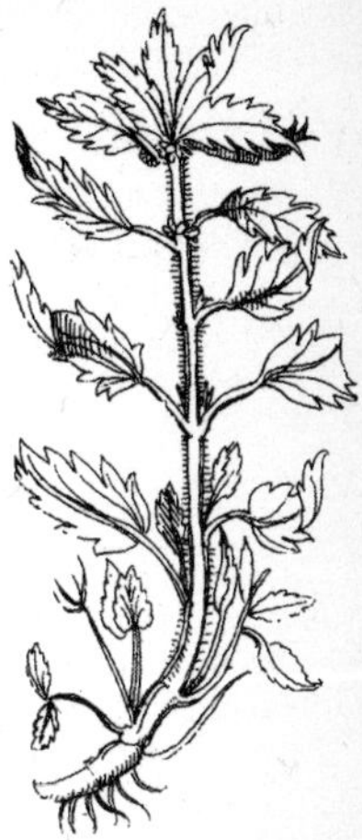

Kleine Brennessel
(Urtica urens)

Ein bißchen Geschichte

In der heutigen Zeit gilt die Brennessel als Unkraut und Störenfried im Garten, doch auch dort hat sie ihre Berechtigung: Brennesseljauche ist ein guter Schutz vor Schädlingen und gilt als probates Düngemittel. In der Heilkunst wird die Brennessel sogar als ein überaus geschätztes Heilkraut verwendet. Schon die griechischen und römischen Ärzte wußten um ihre besondere Heilkraft; die Brennessel wurde bei Gelenkschmerzen und als wassertreibendes Präparat eingesetzt.

Ein kurzer botanischer Streifzug

Brennesseln haben sich über fast die gesamte Erde verbreitet. Sie wachsen vorzugsweise an einem sonnigen bis halbschattigen Ort und stellen hohe Ansprüche an den Boden, der sehr nährstoffreich sein muß.

Man unterscheidet zwischen zwei Arten von Brennesseln: Die Große Brennessel (*Urtica dioica*) wird ca. anderthalb Meter hoch und blüht von Juni bis Oktober; die Blüten sind klein und grün. Die Kleine Brennessel (*Urtica urens*) wird ca. einen Meter hoch und blüht etwa im gleichen Zeitraum. Neben der Höhe unterscheiden sich die beiden Arten noch in verschiedenen anderen Dingen: Die Große Brennessel ist mehrjährig, ihr Wurzelwerk ist groß und verzweigt sich weit im Boden; die Kleine Brennessel ist einjährig und besitzt eine Pfahlwurzel. Beide Arten setzen kleine, kapselartige hellbraune Früchte an.

Brennesseln selber anbauen
Brennesseln sollte man im Mai oder Juni aussäen und auf hohe Bodentemperaturen achten, sonst keimen die Samen nicht. Neben der Aussaat ist auch eine Vermehrung über Wurzelteile möglich: Zwei Wurzelhälften werden in die Erde gesetzt.
Frische Triebe können für eine sofortige Anwendung gepflückt werden; möchte man Brennesseln trocknen, nimmt man dazu die ganze Pflanze. Ab dem dritten Jahr können auch die Wurzeln der Großen Brennessel verwendet werden.

Die Wirkstoffe der Brennessel

» Die brennende Wirkung der Brennessel auf der Haut ist harmlos. «

Brennesseln besitzen einen hohen Anteil an Gerbstoffen; daneben enthalten sie Vitamin C, Vitamin A, Mineralstoffe (hier vor allem Eisen) und Flavonoide. Die Früchte enthalten verschiedene Eiweiße und ungesättigte Fettsäuren. Auf der Oberfläche der Blätter sitzen die sog. Brennhaare; sie brechen bei der kleinsten Berührung ab und bohren sich in die Haut. Auf diese Weise gelangt vor allem Ameisensäure in die Haut und verursacht dort ein Kribbeln und Brennen; häufig kommt es zu einer Quaddelbildung. Diese Wirkung der Brennessel ist harmlos.

Die Inhaltsstoffe der Brennessel wirken hauptsächlich harntreibend und blutbildend. Daneben lösen sie Schleim und regen die Galle an. Der hohe Gehalt an Gerbstoffen wirkt lindernd bei diversen Magenbeschwerden; auch gegen Durchfall läßt er sich gut nutzen. Eine gutartige Vergrößerung der Prostata kann durch einen weiteren Wirkstoff der Brennessel behandelt werden: Das in den Wurzeln vorhandene Beta-Sitosterin wirkt hilfreich bei den direkten Beschwerden.

Wie wird die Brennessel angewendet?

Viele Anwendungsformen der Brennessel kann man selber zubereiten. Da die Pflanzen überall in großer Menge wachsen, ist die Anlegung eines kleinen Vorrats ohne Probleme möglich. Neben Brennesseltee und -saft werden Tinkturen aus der Wurzel und die getrockneten Früchte verwendet. Daneben gibt es im Fachhandel eine Reihe verschiedener Fertigpräparate.

Die Mischung macht's!
Bei einer Kur können Sie den bewährten Brennesselsaft zur Hälfte mit anderen Heilkräutern kombinieren. Ackerschachtelhalm, Bärlauch, Brunnenkresse, Hopfensprossen, Johanniskraut, Löwenzahn oder Zinnkraut sind dazu gut geeignet.

Auf einen Blick

■ **Brennesseltee als Aufguß.** Übergießen Sie 2 Teelöffel getrocknetes Brennesselkraut mit kochendem Wasser, und lassen Sie diese Mischung 10 Minuten lang ziehen. Nach dem Abseihen heiß trinken.

■ **Brennesseltee als Abkochung.** Setzen Sie 2 Teelöffel getrocknete Brennesselwurzel mit kaltem Wasser an, und kochen Sie sie ungefähr 1 Minute auf. Danach vom Herd nehmen und etwa 10 Minuten ziehen lassen. Nach dem Abseihen heiß trinken.

■ **Brennesselsaft.** Am besten bereitet man den Saft täglich frisch mit einer Saftpresse zu. Falls dies nicht möglich ist, kann man auch fertigen Saft kaufen. Der Saft muß immer im Verhältnis 1:5 verdünnt werden; sehr gut geeignet ist Buttermilch, doch Wasser tut es auch.

■ **Brennesseltinkturen.** Schneiden Sie gesäuberte Brennesselwurzeln klein, geben Sie diese in einen verschließbaren Behälter, und schütten Sie die Wurzeln mit 45-prozentigem Alkohol auf. Die Mischung lassen Sie etwa 1 Monat stehen und füllen die Flüssigkeit nach dem Abseihen in eine Flasche um. Sie können die Tinktur auch fertig kaufen.

■ **Brennesselfrüchte.** Zerkleinern Sie die Früchte in einer Kaffeemühle oder einem Mörser. Das Pulver ist zur Einnahme bestimmt.

■ **Homöopathische Präparate.** Gegen Hauterkrankungen und Gicht verwendet man die Kleine Brennessel als homöopathisches Mittel.

■ **Brennesselspiritus.** Im Handel gibt es eine fertig zubereitete Lösung; sie ist zur äußerlichen Anwendung bestimmt.

Hier hilft die Brennessel

Auf einen Blick

Die Brennessel hilft bei Erschöpfungszuständen, Harnwegserkrankungen, Hauterkrankungen, Muskel- und Gelenkerkrankungen sowie bei Prostataerkrankungen.

Mit den Wirkstoffen der Brennessel lassen sich nur bestimmte leichtere Erkrankungen sinnvoll behandeln. Bei ernsteren Erkrankungen ist auf jeden Fall der Rat eines Arztes einzuholen und eine von ihm empfohlene Behandlung einzuleiten. Dies schließt nicht aus, daß Brennesseln bei den hier angeführten Beschwerden unterstützend eingesetzt werden können.

Erschöpfungszustände

Nach Phasen langwieriger Erkrankungen oder psychischer Belastung kann eine 4-Wochen-Kur mit frischem Brennnesselsaft wahre Wunder wirken. Der Körper lohnt es Ihnen mit einer allgemeinen Steigerung der Organismusfunktionen. Am Anfang sollten Sie pro Tag 3 Eßlöffel Brennesselsaft zu sich nehmen; nach 3 Tagen erhöhen Sie die Dosis um 1 Löffel. Jeweils im Abstand von 3 Tagen nehmen Sie 1 Löffel Brennesselsaft mehr ein, bis Sie schließlich die Höchstmenge von 10 Löffeln erreicht haben.

Harnwegserkrankungen

Aufgrund seiner entwässernden Eigenschaften ist Brennnesseltee besonders gut zur Reinigung der Harnwege geeignet. Dabei ist es sehr wichtig, viel zu trinken: Sie sollten 8 bis 10 Tassen Tee pro Tag über längere Zeit hinweg zu sich nehmen.

»Wegen seiner entwässernden Eigenschaften eignet sich Brennesseltee besonders gut zur Reinigung der Harnwege.«

Hauterkrankungen

Brennesseln haben eine stark entschlackende Wirkung: Bei unreiner Haut wird daher eine einmonatige Kur mit Brennesseltee (5 bis 6 Tassen pro Tag) oder eine Brennnesselsaft-Kur (s. o.) empfohlen.

Muskel-, Gelenkerkrankungen

Bei Erkrankungen der Gelenke und Muskeln bietet sich eine Brennesseltee-Kur an. Über einen Zeitraum von 3 Wochen sollten Sie täglich bis zu 6 Tassen Tee trinken. Zur Unterstützung dieser Anwendung können Sie die betroffenen Körperteile auch mit Brennesselspiritus einreiben. Versuchen Sie diese Kur auch einmal bei Gicht und Rheuma.

Prostata-Erkrankungen

» Brennessel kann bei Prostataleiden einen Rückgang der Beschwerden bewirken. Fragen Sie Ihren Arzt oder Apotheker. «

Bei einer gutartigen Vergrößerung der Prostata (benigne Prostatahyperplasie), die durch einen Arzt diagnostiziert werden sollten (die Symptome bestehen u.a. aus verkleinertem Harnstrahl und einem vermehrten Drang, Wasser zu lassen), bewirken die Stoffe der Brennessel meist einen Rückgang der Beschwerden. Hier bieten sich Fertigpräparate an, die speziell für diese Art Beschwerden entwickelt wurden.

Nebenwirkungen

Wenn der Körper durch eine eingeschränkte Herz- oder Nierenfunktion Wasseransammlungen besitzt, darf die Brennessel nicht verwendet werden. Falls solche Störungen bekannt sind, sollte vor innerlicher Anwendung von Brennesseln der Arzt konsultiert werden, da sie eine Nierenschädigung hervorrufen kann. Daneben können die Inhaltsstoffe der Brennnessel eine leichte Störung im Magen-Darm-Trakt verursachen.

Cranberry

Ein bißchen Geschichte

Cranberries besitzen nicht nur als Nahrungs-, sondern auch als Heilmittel der Volksmedizin eine lange Tradition. So setzten die Indianer die Früchte – sie wurden von ihnen „Ibimi" oder „Sassamanesh" genannt – vor allem zur Desinfektion von Wunden ein, indem sie diese mit Cranberry-Saft auswuschen und Cranberry-Umschläge auflegten, um das Gift aus Pfeilwunden zu ziehen. Sie schätzten die Cranberry so sehr, daß sie die Früchte zum Friedenssymbol erhoben.

Die Pilgerväter, die 1620 in Neuengland landeten, übernahmen von den Ureinwohnern das Wissen um die Rolle der Cranberries für Ernährung und Medizin. Sie gaben den Beeren auch ihren heutigen Namen: Die Blüten der Pflanze erinnerten die Einwanderer an den Kopf eines Kranichs, und daher nannten sie die Frucht Crane Berry, was später zu Cranberry verschmolz.

»In den zwanziger Jahren setzte man in den USA Cranberries gegen Harnwegsinfektionen ein.«

Schon zu Beginn unseres Jahrhunderts, also lange vor der Entdeckung der Antibiotika, waren die Cranberries auch als Mittel zur Behandlung und Vorbeugung von Harnwegserkrankungen bekannt. Im Jahre 1923 erschien erstmals ein Bericht, daß auch schulmedizinisch ausgerichtete praktische Ärzte in den USA Cranberries gegen Harnwegsinfektionen einsetzten.

Ein kurzer botanischer Streifzug

Die Cranberry-Früchte können mehrere Monate gelagert werden.

Die Cranberry (*Vaccinium microsporum*) stammt ursprünglich aus Nordamerika. Sie ist eng verwandt mit der europäischen Preiselbeere und gehört wie diese zur Familie der Heidekrautgewächse sowie zur Gattung der Heidelbeere, doch unterscheidet sie sich von ihren europäischen Verwandten durch ihre vierzähligen Blüten, deren Kronblätter zurückgeschlagen sind.

Cranberries lieben ein Klima mit feucht-kühlen Sommern und vergleichsweise milden Wintern. Sie brauchen einen sauren Boden. Deshalb wählt man für den Anbau von Cranberries bevorzugt Moorböden mit Sanduntergrund. Die Cranberry-Pflanzen besitzen die ausgeprägte Fähigkeit zum vegetativen Wachstum. Sie bilden bis zu 2 Meter lange Triebe, die bei Kontakt mit dem Boden kurze Nebenwurzeln ausbilden. Ein echter Wurzelstock fehlt. Die Triebe wachsen praktisch endlos weiter und sichern der Pflanze damit auch auf extrem sauren Böden das Überleben.

Bis die Beeren reif sind, vergehen – abhängig von der Sorte – 75 bis 100 Tage. Die Reife setzt im September/Oktober ein. Die Früchte sind tiefrot und bis zu 2 Zentimeter groß. Ihr Fruchtfleisch ist hell, fest, knackig und schmeckt recht sauer. Sie können mehrere Monate gelagert werden und bleiben auch im Winter noch genießbar.

Die Cranberry wird in Nordamerika bereits seit dem frühen 18. Jahrhundert großflächig angebaut. Hauptanbaugebiete in den USA sind – neben den Neuenglandstaaten – die Staaten Wisconsin, Oregon und Washington. Auch in den kanadischen Provinzen Quebec und British Columbia werden Cranberries angebaut.

Die Wirkstoffe von Cranberries

Cranberries enthalten Natrium, Phosphor und besonders viel Kalium (56 mg/100 g Frucht). Auch sind sie reich an Vitamin C (30 bis 40 mg/100 g Frucht). Außerdem findet man in Cranberries Proanthocyane. Viele Jahre lang vermutete man, daß die heilende Wirkung der Beeren bei Harnwegsentzündungen auf folgendem Mechanismus beruht: Man ging davon aus, daß die Beeren den Urin ansäuern und dadurch eine bakteriostatische Wirkung hervorrufen, die Bakterien also in ihrem Wachstum hemmen. Nach der Publikation von Untersuchungsergebnissen aus den 70er Jahren kamen jedoch Zweifel daran auf. 1984 konnte dann der Wirkmechanismus der Cranberry endgültig aufgeklärt werden: Die Beere hemmt die Adhärenz, also die Fähigkeit, sich an Oberflächen anzulagern, von E.-coli-Bakterien – den häufigsten Verursachern von Harnwegsinfektionen – an die Zellen des Harntrakts. Die Bakterien können sich folglich nicht in diesen Organen festsetzen und werden mit dem Urin ausgeschieden. Etwa 400 ml Cranberry-Saft pro Tag reichen für diesen Effekt aus. Erst kürzlich gelang es jedoch, die für die Wirkung der Cranberries verantwortlichen Substanzen zu isolieren. Es handelt sich um kondensierten Tannine, die auch als Proanthocyane bezeichnet werden.

»400 ml Cranberry-Saft pro Tag helfen gegen bakterielle Harnwegsinfektionen.«

Da die Frucht meist in meernahen Gebieten angebaut wird, dient sie wegen ihres nicht unerheblichen Jodgehalts auch als geeignete Jodquelle.

Wie werden Cranberries angewendet?

In Deutschland sind frische Cranberries von Oktober bis Dezember erhältlich. Sie werden vor allem zum Backen und als Beilage zu Wild- und Geflügelgerichten verwendet. Cranberry-Saft oder -Nektar finden Sie in ausgewählten Lebensmittelgeschäften und Reformhäusern. Achten Sie aber darauf, daß Sie puren Saft bekommen, der nicht mit Zucker angereichert ist!

Hier helfen Cranberries

Auf einen Blick Cranberries helfen bei Harnwegsentzündungen.

Harnwegsentzündungen

Von Harnwegsentzündungen sind hauptsächlich Frauen betroffen. Diesen Infektionen läßt sich möglicherweise dadurch vorbeugen, daß öfter Cranberry-Saft in den Speiseplan aufgenommen wird. 1994 wurden die Ergebnisse der ersten medizinischen Studie mit Cranberry-Saft veröffentlicht: Insgesamt 154 ältere Frauen hatten 6 Monate lang täglich 300 ml Cranberry-Saft oder aber ein vergleichbar schmeckendes Getränk ohne Cranberry erhalten. Der Cranberry-Saft reduzierte die Häufigkeit von Harnwegsinfektionen ungemein. Für eine optimale Wirksamkeit sollte man täglich ungefähr 400 ml Cranberry-Saft oder -Nektar trinken.

Echinacea

Ein bißchen Geschichte

Die Echinacea hat ihre Heimat in Nordamerika – schon den Indianern war ihre heilende Kraft bekannt. Ihren Weg über den großen Teich fand Echinacea im 18. Jahrhundert.

Ein kurzer botanischer Streifzug

Auch von Echinacea, dem Sonnenhut, gibt es mehrere Arten. Bei uns finden vor allem *Echinacea angustifolia* und *Echinacea pallida*, der schmalblättrige und der blasse Sonnenhut, medizinisch Verwendung. Da der Sonnenhut hohe Ansprüche an seinen Nährboden stellt, wird er für pharmazeutische Zwecke kultiviert und in Plantagen angebaut. Das hat zum einen den Vorteil, daß die Natur durch unseren Bedarf an Echinacea nicht um eine vom Aussterben bedrohte Art ärmer gemacht wird. Zum anderen ist mit der Ernte aus Kulturen auch sicher gestellt, immer die medizinisch wirksame Echinacea-Art mit gleichbleibender Qualität für die Herstellung der Präparate zur Verfügung zu haben.

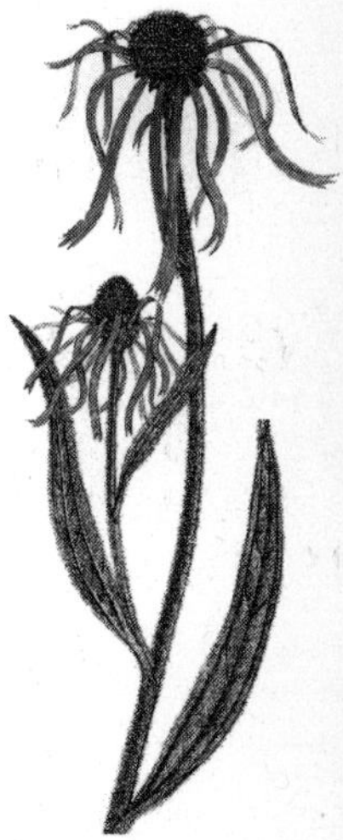

Sonnenhut *(Echinacea angustifolia)*

Die Wirkstoffe von Echinacea

Der eigentliche Wirkstoff des Sonnenhutes ist das Echinacin. Für einen Therapieerfolg sind aber auch hier die sogenannten sekundären Pflanzenstoffe – ätherische Öle,

Flavonoide, Harze, Bitterstoffe und Sterine – von entscheidender Bedeutung. Nur durch das Zusammenwirken der eigentlichen Wirksubstanz mit den sekundären Pflanzenstoffen erreicht ein pflanzliches Präparat seine häufig den industriell gefertigten Medikamenten überlegene Wirksamkeit.

Gut zu wissen

Echinacea ist wirksam bei allen Infektionen, unterstützt die Regeneration der Haut und baut die Immunabwehr auf.

Viele Untersuchungen befaßten sich mit dem Wirkmechanismus von Echinacea-Extrakten. Dabei zeigte sich, daß der Pflanze sowohl antibiotische, antivirale als auch fungizide Eigenschaften zugeschrieben werden können. Von entscheidender Bedeutung ist aber der Einfluß von Echinacea auf unser Immunsystem.

Nachweislich erhöht Echinacea die Anzahl der weißen Blutkörperchen, der Leukozyten, innerhalb von Stunden nach der Einnahme. Die Phagozyten und Makrophagen, sozusagen die Mülleimer unserer Blutbahnen, werden zur gesteigerten Aktivität angeregt. Echinacea versetzt damit unser Immunsystem in höchste Leistungsbereitschaft.

Auch über das Hormonsystem wird die Abwehrkraft unseres Körpers gestärkt. Echinacea löst die Produktion von sogenannten Streßhormonen aus. Diese Botenstoffe werden in Streßzuständen vom Organismus freigesetzt und versetzen alle Organe in Alarmbereitschaft, um (falls erforderlich) sofort einsatzbereit zu sein. „Streß" – das heißt nicht immer nur Überanstrengung oder psychische Belastungen. Auch bakterielle Eindringlinge oder eine drohende Erkältung bedeuten für den Körper Abweichungen vom Normalzustand – also Streß. Ist eine Armee, in diesem Fall unser Immunsystem, auf ihren Einsatz schon vorbereitet, können Angriffe schneller abgewehrt werden – der Normalzustand läßt sich schneller und unspektakulärer wieder herstellen.

Wie wird Echinacea angewendet?

Echinacea gibt es als Tropfen (meist auf Alkoholbasis), als Dragees, Tees, Tabletten, Lutschpastillen, Spüllösungen, Sirup und als homöopathische Tropfen in D- oder C-Potenzen. Welches Präparat Sie anwenden wollen, kommt auf das jeweilige Krankheitsbild an. Ob Sie sich für ein homöopathisches oder ein allopathisches Präparat entscheiden, hängt von Ihrer Einstellung ab. Liegen Erkrankungen vor, durch die das Immunsystem bereits zu stark in Mitleidenschaft gezogen worden ist, wie es bei HIV-Infektionen oder Autoimmunkrankheiten der Fall ist, muß von der Therapie mit Echinacea abgeraten werden. Bei Allergien gegen Korbblütler kann es zu Nebenwirkungen wie Jucken und Brennen der Haut oder Hautausschlägen kommen bzw. bei innerer Anwendung zu Durchfall und Übelkeit. Ein Abbruch der Behandlung kann erforderlich werden. Grundsätzlich sollten Anwendungen mit Echinacea nicht länger als 8 Wochen durchgeführt werden.

Hier hilft Echinacea

Auf einen Blick

Echinacea hilft bei Atemwegsinfektionen, Augenerkrankungen, Pilzen in der Scheide, Harnwegsinfektionen, Gürtelrose, Lippenherpes, schlecht heilenden Wunden, leichten Verbrennungen, Erfrierungen oder Verätzungen.

Der beschriebene Wirkmechanismus von Echinacea macht den Einsatz dieses Pflanzenpräparats überall dort lohnend, wo eine gesteigerte Immunabwehr erforderlich ist, also ganz allgemein bei Abwehrschwäche, bei Infektionen oder Entzündungen und Erkältungskrankheiten

Atemwegsinfektionen

> **Gut zu wissen**
>
> Beginnen Sie einige Wochen vor der Erkältungssaison mit einer Echinaceakur. Trinken Sie mehrere Wochen Echinaceasaft oder nehmen Sie Echinaceatabletten. So ist Ihr Immunsystem für die Grippemonate gerüstet und kann drohende Infektionen bereits im Keim ersticken.

Zur Behandlung von Erkältungen und Atemwegsinfekten eignen sich Dragees und Tabletten. Sind die Atemwege und der Rachenbereich betroffen, können Sie Spül- und Gurgellösungen anwenden. Tees erhöhen allgemein die Abwehr. Sehr erfolgreich sind Stoßtherapien (Einnahme von Tropfen oder Tabletten am ersten Tag stündlich, dann drei- bis viermal täglich).

Augenerkrankungen

Entzündungen des Lidrands, ein Gerstenkorn oder Bindehautentzündungen kommen gar nicht so selten vor, und nicht immer will man deswegen gleich einen Arzt aufsuchen. Breis und Salben aus Echinacea, die auf das Auge aufgelegt werden, helfen schnell und wirkungsvoll. Lassen Sie die Auflagen gut 15 Minuten einziehen. Auch mit Tropfen, Tee oder Saft getränkte Tücher können Sie aufs Auge legen.

Frauenleiden

Pilze in der Scheide

Unangenehm, aber leider nicht selten siedeln sich Pilze in der Scheide an; Folgen sind vermehrter Ausfluß, Jucken, Brennen. Die Einnahme von Echinaceasaft kann einer Wiederbesiedelung der Scheide mit Pilzen entgegenwirken.

Harnwegsinfektionen

Die meist wiederkehrenden Entzündungen von Harnröhre oder Blase – besonders häufig leiden Frauen darunter –

werden in der Vielzahl der Fälle mit Antibiotika behandelt, doch oft ohne Erfolg. Treten derartige Symptome nämlich immer wieder auf, sind nicht unbedingt bakterielle Erreger schuld daran. Und selbst wenn das der Fall ist: Oft wirken die antibiotischen Präparate aufgrund der häufigen Einnahmen nicht mehr – die Erreger sind resistent geworden. Bei allen Anzeichen einer Blasenerkältung ist eine Echinacea-Stoßtherapie mit Tropfen oder Tabletten zu empfehlen (siehe oben unter Atemwegsinfektionen). Zur Stärkung der Abwehr sollten Sie Tees oder Echinaceasaft einnehmen. Eine Echinaceatherapie kann auch begleitend zu einer Antibiotikabehandlung durchgeführt werden. Fragen Sie dazu in jedem Fall Ihren behandelnden Arzt.

»Bei Anzeichen einer Blasenerkältung empfiehlt sich eine Echinacea-Stoßtherapie.«

Hauterkrankungen

Gürtelrose und Lippenherpes

Ursache beider Erkrankungen sind Herpes-Viren. 99% der Menschen sind mit ihnen infiziert, ohne es zu merken. Bei manchen Personen können Streß, Sonnenstrahlung, Verletzungen oder sonstige den Körper beeinträchtigende Umstände einen Herpesausschlag hervorrufen. Die Erkrankungen sind nicht gefährlich, teilweise aber sehr schmerzhaft, heilen meist innerhalb von 2 bis 3 Wochen von selber wieder ab. Das Auftragen von Echinaceasalbe beschleunigt die Abheilung und lindert die Symptome merklich. Tragen Sie die Salbe schon beim ersten Anzeichen eines Lippenherpes auf, denn oft läßt sich so der vollständige Ausbruch des Ausschlags unterbinden. Bei Gürtelrose lindert Echinacea (Umschläge mit Brei oder Saft) häufig den Juckreiz, häufig kann es unterstützend zu einer viralen Therapie gegeben werden.

Verletzungen

> »Ekzeme und Aknepickel tupft man mit Echinaceatinktur ab.«

Schlecht heilende Wunden

Bei Wunden, Ekzemen, Geschwüren durch Bettlägerigkeit, Furunkeln und ähnlichen Problemen hat sich Echinacea bestens bewährt. Mit Salbe und Umschlägen lassen sich die Symptome meist schnell lindern, der Heilungsverlauf wird beschleunigt, die Haut kann sich regenerieren. Einzelne Ekzeme oder Aknepickel können auch mit einer Echinaceatinktur abgetupft werden. Gute Erfolge bringt Echinacea (als Salbe oder Umschlag) auch bei wunden Brustwarzen von stillenden Müttern.

Leichte Verbrennungen, Erfrierungen oder Verätzungen

Hier sorgt Echinacea dafür, daß sich neues Gewebe aufbaut und sich die Wunden schnell wieder schließen.

Efeu

Ein bißchen Geschichte

Efeu wird als Heilpflanze bereits in der antiken Literatur erwähnt. Schon damals wurde er hauptsächlich gegen Erkältungskrankheiten eingesetzt. Interessant ist folgende Überlieferung: Für Bacchus, den Gott des Weins, war Efeu heilig. Damit er ihn vor Vergiftungen schütze, hatte er den Efeu um seine Stirn gewunden.

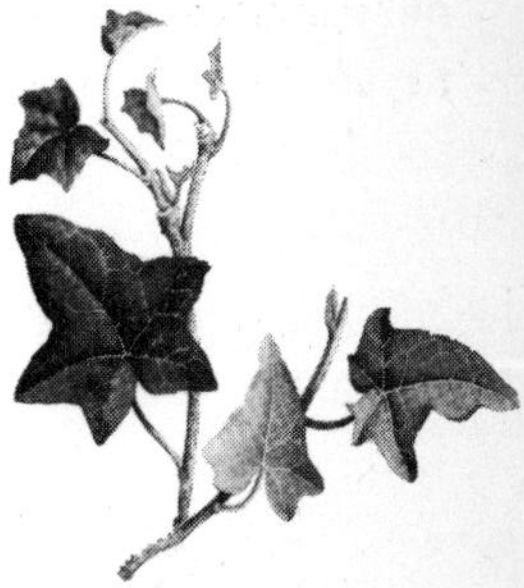

Efeu gehört zur Gattung der Araliengewächse.

Ein kurzer botanischer Streifzug

Der Efeu – er zählt zur Gattung der Araliengewächse – kann bis zu 30 Meter hoch werden. Die immergrüne Kletterpflanze rankt sich mit Haftwürzelchen an Bäumen fest, ohne jedoch seine Nahrung von ihnen zu beziehen. Aufgrund dieser Anspruchslosigkeit kann der Efeu auch an Mauern und Dachrinnen emporklettern. Im Wald breitet er sich manchmal am Boden aus. Die wechselständigen lederartigen Blätter sind behaart, bei alten Pflanzen dann kahl, und glänzen an ihrer Oberseite dunkelgrün. Die unscheinbaren Blüten bilden kleine Doldentrauben, haben eine grünlich-gelbe Farbe und bilden erbsengroße Früchte, die im Winter reifen. Der Efeu blüht von September bis Dezember. Die Efeublätter können zu jeder Jahreszeit geerntet werden, doch enthalten sie im Hochsommer, noch vor der Blüte, die höchsten Wirkstoffkonzentrationen.

Achtung!

Niemals die Efeufrüchte essen. Sie sind giftig!

Die Wirkstoffe von Efeu

In Efeublättern findet man hauptsächlich Saponine. Für einen Vertreter dieser Substanzen, der auch im Efeu vorkommt, das Hederasaponin C, vermutet man eine hemmende Wirkung auf Pilze und andere antibiotische Eigenschaften. Außerdem enthalten Efeublätter Glykoside, organische Säuren und verschiedene Mineralien. Für die Homöopathie spielt das in den Blättern vorkommende Jod eine bedeutende Rolle.

»In Efeublättern sind vor allem Saponine enthalten.«

Wie wird Efeu angewendet?

Efeublätter gibt es in Form von Saft, Tabletten, Zäpfchen, Tropfen und Kapseln. Homöopathische Anwendung:. Das Homöopathikum „Hedera helix" wird vielseitig eingesetzt. In hohen Dilutionen von D^{12} bis D^{30} wird es aufgrund des starken Jodgehalts zur Behandlung von Schilddrüsenüberfunktion, in niedrigeren Potenzen von D^{3} bis D^{6} von Schleimhautkatarrhen eingesetzt. Ebenso wird es in diesen Verdünnungen gegen Husten, Keuchhusten, Schnupfen und Asthma angewendet.

Hier hilft Efeu

Atemwegserkrankungen

Einen Efeutee gegen Erkältungsbeschwerden bereiten Sie wie folgt zu: 1 gehäuften Teelöffel Efeublätter mit 1/4 Liter kochendem Wasser übergießen, den Tee nach 10 Minuten abseihen. Zum Süßen Honig verwenden.

Eukalyptus

Ein bißchen Geschichte

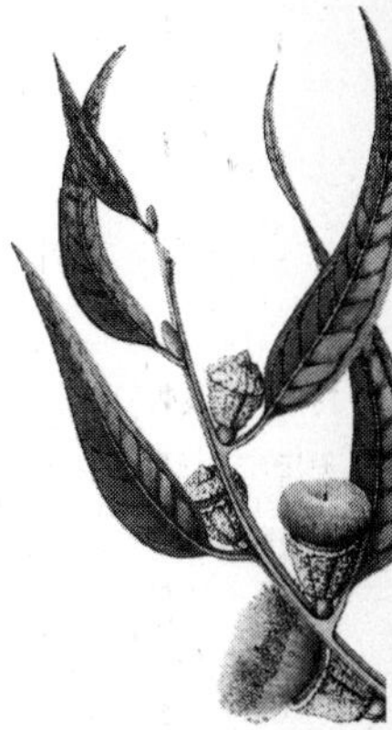

Die ovalen und dünnen Eukalyptusblätter sind gegenständig an den Zweigen angeordnet.

Eukalyptus wird schon lange zu Heilzwecken verwendet. Der Baum stammt ursprünglich aus Australien und Tasmanien. Er wurde später auch in tropischen Gegenden Asiens und Afrikas angepflanzt. Dort erhielt er seinen Beinamen „Fieberbaum". Angebaut, um Sümpfe trockenzulegen, verschwanden auf diese Weise auch darin heimischen Fiebermücken, die durch die Mücken der Gattung Anopheles übertragenen Malaria-Erreger konnten sich folglich nicht mehr so leicht ausbreiten, unddie Zahl der Malaria-Epidemien nahm ab. Die heilende Wirkung der ätherischen Eukalyptus-Öle bei Erkältungen und Infektionen der oberen und unteren Atemwege ist jedem geläufig. Mittlerweile wird Eukalyptus auch in Neuseeland, Südamerika, Kalifornien und Südchina angebaut.

Ein kurzer botanischer Streifzug

Eukalyptusbäume werden bis zu 70 Meter hoch und sind leicht an ihrer hellgrau gefärbten Rinde zu erkennen. Die grünen Blätter sind oval, dünn und zunächst gegenständig an den jungen Zweigen angeordnet. Erst mit zunehmendem Alter des Baums bzw. an älteren Zweigen entstehen die sogenannten Folgeblätter, die wechselständig angeordnet sind. Sie sind wesentlich dicker, haben einen deutlich sichtbaren Hauptnerv und einen Blattstiel. Sie fühlen sich ledrig an und haben eine länglich dünne Form.

Eukalyptus blüht weiß oder rot. Für medizinische Anwendungen werden die älteren Blätter ausschließlich aus Kulturen stammender Eukalyptusbäume verarbeitet. Das kostbare ätherische Öl der Eukalyptuspflanze wird mit Hilfe einer Wasserdampf-Destillation aus diesen Blättern gewonnen.

Die Wirkstoffe von Eukalyptus

Die in erster Linie für die Wirksamkeit von Eukalyptus verantwortliche Substanz ist das Cineol, auch Eukalyptol genannt. Weitere Inhaltsstoffe sind Flavonoide, Harze, Gummi, Gerb- und Bitterstoffe.

Wie wird Eukalyptus angewendet?

»Ein Bad mit Eukalyptusöl wirkt befreiend auf die Atemwege.«

Eukalyptus ist mittlerweile in vielen verschiedenen Präparaten im Handel erhältlich. Sie können eukalyptusölhaltige Lutschbobons praktisch überall kaufen. Zahlreiche Tropfen oder Lutschpastillen mit Eukalyptusöl helfen bei Erkältungen und ähnlichem. Desweiteren gibt es Hustensaft oder -sirup. Der angenehme frische Geschmack macht Eukalyptusöl auch für die Behandlung von Kindern so geeignet.

Eine sehr angenehme, die Atemwege befreiende Wirkung hat ein Bad mit Zusatz von Eulalyptusöl.

In vielen Salben zur *Einreibung* beispielsweise der Brust bei Erkältung, aber auch gegen Rheuma oder Gicht ist Eukalyptusöl enthalten.

Aus den Blättern des Eukalyptus können Sie auch einen Tee zubereiten: 3 Teelöffel Eukalyptusblätter mit 1 Tasse kochendem Wasser überbrühen, den Tee mindestens 15 Minuten ziehen lasse, abseihen und langsam über den Tag verteilt trinken.

Auch ein *homöopathisches Eukalyptuspräparat* („Eukalyptus") ist auf dem Markt. Meistens wird es in der Potenzierung D2 bei Entzündungen der Atemwege und Erkältung der Nieren eingesetzt.

Hier hilft Eukaylptus

Auf einen Blick

Eukalyptus hilft bei Erkältung, Schnupfen, Entzündung der gesamten oberen Atemwege, Husten, Bronchitis sowie bei Rheuma und Gicht.

Hauptanwendungsbereiche des Eukalyptusöls sind Entzündungen der oberen Atemwege, Heiserkeit, Husten und Bronchitis. Manchmal ist Eukalyptus auch bei Asthma hilfreich.

Atemwegserkrankungen

Erkältung, Schnupfen, Entzündung der gesamten oberen Atemwege

Dies betrifft hauptsächlich den Mund, Nasen- und Rachenraum sowie den Hals (Schluckbeschwerden). Hier eignet sich Eukalyptusöl hervorragend. Sie können dazu in Ihrer Apotheke fertige Präparate erhalten. Unabhängig davon, ob Sie mit Tropfen oder Pastillen, Saft oder Sirup behandeln, nützt es bei Halsentzündungen und den damit verbundenen Schmerzen immer, eukalyptushaltige Bonbons zu lutschen: Die entzündeten Stellen werden quasi „geölt", die Entzündung geht zurück und damit auch der Schmerz.

Gut zu wissen

Eukalyptus befreit die Atemwege. Machen Sie sich seine Wirkung gerade in der nassen und kalten Jahreszeit zunutze: Lutschbonbons beim ersten Kratzen im Hals, ein Eukalyptusvollbad oder ein Inhalationsbad schon dann, bevor in Kopf und Hals alles verstopft oder gerötet ist!

Allerdings sollten Sie von der Einnahme ätherischer Öle gänzlich absehen, wenn Sie homöopathische Präparate nehmen, denn die Wirkung eines Homöopathikums wird durch diese, ebenso wie durch den Einfluß von schwarzem Tee oder Kaffee, vermindert.

Ein Eukalyptusbad wirkt befreiend sowie wohltuend auf die Atemwege und bringt den Schleim zum Abfließen. Voraussetzung ist jedoch, daß die Erkältung nicht von Fieber begleitet ist.

Husten, Bronchitis

Zahlreiche Eukalyptuspräparate, insbesondere in Form von Saft, Sirup oder Tropfen, helfen bei Husten und Bronchitis. Die Beschwerden lindern auch Inhalationsbäder mit Eukalyptusöl oder Einreibungen der Brust mit eukaylptusölhaltigen Salben. Vorsicht jedoch bei Kindern und Säuglingen! Deren Haut reagiert meist empfindlicher als die Haut von Erwachsenen und sollte daher nicht eingerieben werden.

Eine Unverträglichkeit gegen Eukalyptus kommt sehr selten vor. Ursache ist dann wohl eine Allergie gegen das Öl.

Rheuma und Gicht

Einige Salben, die bei Gicht- und Rheumaerkrankungen angewendet werden, enthalten auch Eukalyptusöl.

Fenchel

Ein bißchen Geschichte

Im Altertum kannten bereits die Ägypter und die Griechen die wohltuende Wirkung von Fenchel, und Karl der Große erließ 812 ein Gesetz, in dem er den Anbau verfügte. P. A. Matthiolus, der Leibarzt von Kaiser Ferdinand I., veröffentlichte 1563 in Prag eine ausführliche Abhandlung über den Fenchel mit dem Titel „Natur / Krafft / vnd Würckung des Fenchels". In diesem Buch zählte er alle Heilanzeigen auf, die auch heute noch für den Fenchel gelten. Sebastian Kneipp, der Wasserdoktor aus Bad Wörishofen, empfahl Fencheltee vor allem gegen Husten, Lungenleiden und als krampflösendes Mittel gegen Keuchhusten und Asthma.

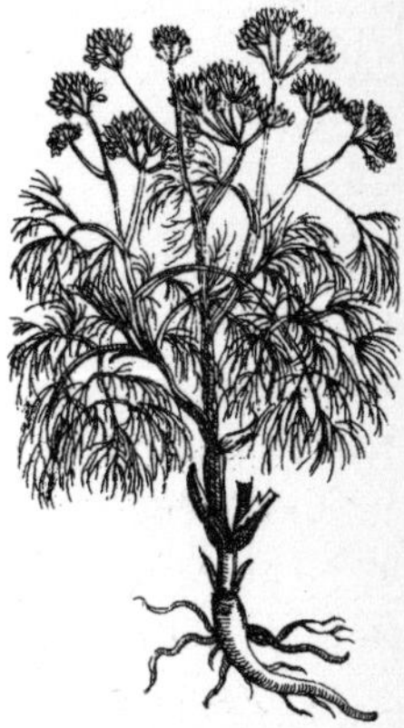

Gartenfenchel *(Foeniculum vulgare)*

Ein kurzer botanischer Streifzug

Der stark würzig riechende Gartenfenchel (*Foeniculum vulgare*) gehört zur Familie der Doldengewächse. Seine fleischige Wurzel ist fest in der Erde verankert. Die Pflanze kann bis zu 2 Meter hoch werden. Der stielrunde Stengel ist fein gerillt und im oberen Teil leicht verästelt. Am Stengel sitzen mehrfach fiederschnittige Blätter. Zwischen Juli und September blüht der Fenchel, seine gelben Blüten sind in Dolden angeordnet.

Beheimatet ist der Fenchel im Mittelmeerraum. Heute wird er zur Arzneidrogengewinnung in nahezu allen südeuropäischen Ländern sowie in Amerika angebaut. Arzneilich eingesetzter Fenchel stammt ausschließlich aus Kulturen, z.B. aus China, Bulgarien, Ungarn und Ägypten.

Die Wirkstoffe von Fenchel

Achtung!

Da Fenchel leicht mit giftigen Doldengewächsen verwechselt werden kann, sollte man nur im Fachhandel gekaufte Früchte verwenden.

Der Wirkstoff des Fenchels ist das ätherische Öl, dessen Gehalt bis zu 6 % betragen kann. Das ätherische Öl besteht aus dem süßlich schmeckenden trans-Anethol (50 bis 70 %) und dem nach Kampfer schmeckenden Fenchon sowie anderen Substanzen. Es ähnelt dem Anisöl.

Fenchel wirkt beruhigend und schafft bei Blähungen Erleichterung. in höherer Konzentration wirkt er entkrampfend. Anethol und Fenchon haben schleimlösende Eigenschaften.

Wie wird Fenchel angewendet?

Fenchel wird hauptsächlich als Tee angewendet. Fenchelfrüchte sind auch in Teemischungen gegen Husten, Magen- und Darmbeschwerden sowie zur Frühjahrs- und Herbstkur. Außerdem gibt es Hustensaft, der Fenchel enthält, sowie die sogenannten „Windtees" für Babys.

So bereiten Sie den Fencheltee zu: 1 gehäuften Teelöffel zerdrückter Fenchelfrüchte (die Früchte dürfen erst kurz vor der Zubereitung zerstoßen werden) mit 1/4 Liter kochendem Wasser übergießen, den Tee 10 Minuten ziehen lassen, dann abseihen.

■ **Homöopathie.** Hier wird Fenchel, bestehend aus den getrockneten reifen Früchten von Foeniculum vulgare MILLER var. vulgare (MILLER) THELLUNG, sowie deren Zubereitungen, eingesetzt. In Potenzierungen von D^1 und D^2 gilt er als ein gutes Mittel gegen Appetitlosigkeit, Blähungen, Husten und Asthma.

Hier hilft Fenchel

Auf einen Blick

Fenchel hilft gegen Blähungen bei Kindern, Magen-Darm-Beschwerden sowie Husten.

Hauptsächlich wird Fenchel heute in der Kinderheilkunde eingesetzt. So löst er bei Kindern Blähungen und wirkt auf diese Weise beruhigend.

Blähungen bei Kindern

Geben Sie Ihrem Kind 3mal täglich 1 Tasse ungesüßten Fencheltee.

Magen-Darm-Beschwerden

Trinken Sie 2- bis 3mal täglich 1 Tasse Fencheltee.

Husten

Trinken Sie 2- bis 5mal täglich 1 Tasse des Fencheltees. Bei Bedarf können Sie ihn mit Honig süßen (Ausnahme: Diabetiker).

Wichtiger Hinweis

Fenchel-Zubereitungen sollten ohne Rücksprache mit dem Arzt oder Apotheker nicht über einen längeren Zeitraum (mehrere Wochen) eingenommen werden.

Ginkgo

Ein bißchen Geschichte

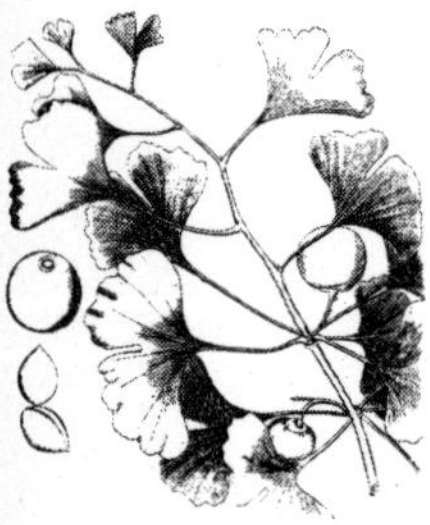
Ginkgo biloba

Vor etwa 200 Millionen Jahren gab es auf der Erde viele verschiedene Ginkgo-Arten. Bis heute hat sich nur eine einzige gehalten: Ginkgo biloba. Dieses lebende Fossil hat allen Widrigkeiten vergangener Zeiten getrotzt und wird heute als botanische Rarität betrachtet, auch wenn man ihn jetzt in Plantagen in Südfrankreich, Nordamerika oder Asien kultiviert.

Die chinesische Medizin kennt die Frucht – die Ginkgo-Nüsse – schon seit Jahrtausenden als Heilpflanze. Zwar gelten sie nur selten als „Mittel der Wahl", doch wurden und werden die Nüsse bei den unterschiedlichsten Indikationen, insbesondere gegen Husten und Asthma, aber auch gegen Bettnässen, Nervosität, Wurmbefall und sogar gegen Pocken, eingesetzt. Obwohl die Ginkgo-Nüsse im amtlichen Arzneibuch der Volksrepublik China nicht aufgeführt sind, werden sie von den sogenannten Barfußärzten in China noch heute verwendet. Das gilt auch für die Ginkgo-Blätter. Die aus ihnen bereiteten Pflaster und Tees dienen in China als Mittel gegen Asthma, Bluthochdruck, Ohrensausen und Angina pectoris.

Der weltweite „Siegeszug" des Ginkgo als Arzneipflanze begann erst nach dem Zweiten Weltkrieg: In den 60er Jahren stellte eine deutsche Forschergruppe fest, daß der nach einem bestimmten Verfahren gewonnene Extrakt aus Ginkgo-Blättern die Durchblutung fördert.

Seit Goethe ist das Ginkgo-Blatt ein Symbol der Liebe. Es verkörpert am vollkommensten den scheinbaren Widerspruch „eins und doppelt".

Ginkgo biloba
Dieses Baums Blatt, der von Osten
Meinem Garten anvertraut,
gibt geheimen Sinn zu kosten,
wie's den Wissenden erbaut.
Ist es ein lebendig Wesen,
das sich in sich selbst getrennt?
Sind es zwei, die sich erlesen,
daß man sie als eines kennt?
Solche Frage zu erwidern,
fand ich wohl den rechten Sinn:
Fühlst du nicht an meinen Liedern,
daß ich eins und doppelt bin?

Johann Wolfgang von Goethe

Ein kurzer botanischer Streifzug

» Der Extrakt aus Ginkgo-Blüten fördert nachweislich die Durchblutung. «

Auffallend am Ginkgo-Baum sind seine fächerförmigen, meist zweilappigen Blätter. Er wächst sehr schnell und kann überall auf der Erde gedeihen, muß aber in den ersten 5 Jahren vor Frost geschützt werden. Die Bäume werden bis zu 40 Meter hoch. Im Alter von 20 bis 30 Jahren blüht der Baum zum erstenmal, und die Samenanlagen wachsen zu nußartigen Gebilden heran. Obwohl er unseren einheimischen Laubhölzern ähnelt, steht er verwandtschaftlich doch den Nadelbäumen näher. Trotz seiner grünen Blätter, die er im Herbst abwirft, handelt es sich bei Ginkgo nämlich um einen Nacktsamer, daß heißt seine

Samen sind nicht wie bei unseren Laubbäumen von einem Fruchtknoten umschlossen, sondern liegen frei wie bei einer Fichte.

Die Wirkstoffe von Ginkgo

»Ginkgo fördert den Stoffwechsel und erhöht somit die allgemeine Leistungsfähigkeit.«

Ginkgo-Extrakte werden fast ausschließlich aus den Blättern gewonnen, die man im Herbst erntet; weil sie dann ihren höchsten Wirkstoffgehalt besitzen. Chemisch handelt es sich dabei um Flavonglykoside und die Terpenoide Ginkgolide und Bilaboide. Nebenwirkungen wie allergische Reaktionen nach Einnahme von Ginkgo sind selten. Die Samen enthalten auch giftige Substanzen und eignen sich daher nicht zur medizinischen Anwendung.

Ginkgo fördert den Stoffwechsel sowie die Durchblutung und wirkt als Sauerstoffradikalfänger. Besonders im Gehirn erhöht Ginkgo somit die Leistungsfähigkeit. Selbst unter Sauerstoffmangelbedingungen sorgt der Extrakt dafür, daß der Energiestoffwechsel aufrecht erhalten wird und schädliche Stoffe abgefangen werden. Gute Erfolge lassen sich daher bei nachlassender Gedächtnisleistung im Alter oder z.B. auch bei der Alzheimer-Erkrankung erzielen.

Doch auch bei allen anderen Erkrankungen, die mit einer verminderten Durchblutung der Gefäße in Zusammenhang stehen, läßt sich Ginkgo wirkungsvoll einsetzen. Durch seinen blutverdünnenden Effekt sorgt er dafür, daß bei eingeschränkter Leistungsfähigkeit unserer Blutbahnen, z.B. der Herzkranzgefäße oder der Beinarterien, ausreichend Sauerstoff, Nährstoffe und Hormone den Zielgeweben zugeführt und gleichzeitig die Abfallstoffe wie Kohlendioxid oder Stoffwechselprodukte aus den Geweben abtransportiert werden. Sauerstoffradikale, die im allgemeinen Stoffwechselkreislauf des Körpers entstehen, jedoch die Zellen und Gewebe sehr schädigen können, werden durch Ginkgo eingefangen und unschädlich gemacht.

Wie wird Ginkgo angewendet?

Ginkgo erhalten Sie in der Apotheke als Extrakte aus den Blättern des Baumes in Form von Tabletten, Tropfen und Brausetabletten. Für welche Art der Einnahme Sie sich entscheiden, bleibt Ihnen überlassen. Bitte beachten Sie, daß zur Behandlung der unterschiedlichen Symptome unterschiedliche Dosierungen empfohlen werden. So gibt es für die Therapie der Hirnleistungstörungen höherdosierte Präparate mit 60, 80 und sogar 120 mg.

Hier hilft Ginkgo

Ginkgo hilft bei Durchblutungsstörungen. **Auf einen Blick**

Bei allen Symptomen, die durch beginnende Durchblutungsstörungen hervorgerufen werden wie Gedächtnisstörungen, Schwindel und Ohrgeräusche sowie bei leichten Schmerzen in Armen und Beinen kann man mit Ginkgo gute Erfolge erzielen.

Durchblutungsstörungen

In unseren Arterien und Venen strömt unser Blut. Es versorgt die Gewebe mit allem, was sie brauchen, und nimmt wie eine Müllabfuhr auch alles mit, was dort nicht mehr benötigt wird. Eine ausreichende Durchblutung ist für die Lebensfähigkeit von Organen essentiell. Durch bestimmte Erkrankungen (z.B. Diabetes) oder Alterungsprozesse kann diese Durchblutung an bestimmten Stellen unseres Körpers eingeschränkt sein: Fette, Kalk und andere Schadstoffe lagern sich an den Arterien an. Es kommt zu Entzündungen und Verengungen der Blutbahnen – die Versorgung der betreffenden Gewebe kann nicht mehr ausreichend sichergestellt werden. Aus der entstehenden Unterversorgung resultieren Erkrankungen wie Schlaganfall, Herzinfarkt oder, wenn beispielsweise die Arterien der Extremitäten betroffen sind, periphere Durchblutungsstörungen und Verschlußkrankheiten.

»Bei den ersten Anzeichen von Durchblutungsstörungen sofort einen Arzt konsultieren!«

Durchblutungsstörungen machen sich aber meist erst dann bemerkbar, wenn an dem betroffenen Organ schon Schaden entstanden ist. Die im Folgenden beschriebenen Warnzeichen und erste Symptome sollten daher auf alle Fälle ernst genommen werden.

Zentrale Durchblutungsstörungen, z.B. im Bereich des Kopfes

Erste Anzeichen sind Kopfschmerzen, verminderte Konzentrationsfähigkeit, Ohrgeräusche, Schwindel, Schlafstörungen, depressive Verstimmungen und Angstzustände.

Durchblutungsstörungen an peripheren Gefäßen.

Diese machen meist durch ein Kribbeln in Armen oder Beinen, durch Kältegefühl und Mißempfindungen auf sich aufmerksam. Im späteren Stadium kann das Gehen Schmerzen bereiten.

Ginseng

Ein bißchen Geschichte

Die Wurzel des Ginseng, in Asien eine der am häufigsten verwendeten Heilpflanzen, wird mittlerweile auch in der westlichen Welt als heilkräftige Substanz anerkannt und geschätzt.

Ginseng-Pflanzen sind in der medizinischen Tradition Chinas und Koreas schon lange bekannt. Man verwendete nicht die oberirdisch wachsenden Teile (Blätter und Stengel), sondern die Wurzel. Mit ein wenig Phantasie ähnelt sie mit ihren Verästelungen einer menschlichen Gestalt mit Kopf, Rumpf, Armen und Beinen. Diese eigenartige Form beflügelte die Vorstellungskraft der Menschen, die Wurzel hielt Einzug in Märchen und Legenden. Die Chinesen nannten sie „jenshen¡, d.h. Menschenwurzel; die heutige Bezeichnung Ginseng rührt daher.

Die Legende berichtet, daß Kaiser Shen Nung (2737 bis 2697 v. Chr.) die Ginseng-Wurzel entdeckte. Dieser Herrscher ist eine halb mythische Gestalt der Vorzeit und gilt in China als Begründer der Landwirtschaft sowie Vater der Arzneikunde. In einem Arzneibuch, dem „Pen-t'sao", stellte er das medizinische Wissen seiner Zeit zusammen. Auch weitere chinesische Kräuterbücher führen die Ginseng-Wurzel auf und weisen so auf die Bedeutung des Ginseng in der Medizin hin.

»Ginseng spielt in der medizinischen Tradition Asiens eine große Rolle.«

In Europa war Ginseng seit dem 9. Jahrhundert im damals arabisch beherrschten Spanien bekannt; im Zuge der Rückeroberung durch die christlichen spanischen Könige im Mittelalter ging das Wissen um die Kraft der Ginseng-Wurzel jedoch wieder verloren. Erst im 18. Jh. wurde man in Europa wieder auf den Ginseng aufmerksam. Seeleute hatten in den Häfen des Fernen Ostens Bekanntschaft mit ihm gemacht und berichteten über die angeblich potenzfördernde Wirkung der Wurzel. Aufgrund dieser Nachrichten wurde Ginseng erneut in Europa populär; an der heilkräftigen Wirkung bestand im galanten Zeitalter ein eher nebensächliches Interesse.

Nachdem auch in Kanada eine ginsengähnliche Pflanze gefunden wurde, brach ein regelrechter Ginseng-Rausch aus. Die Pflanze wurde sogar aus den Vereinigten Staaten nach Asien und zunehmend auch nach Europa exportiert. Durch ein verstärktes Interesse an ganzheitlichen Heilweisen wurde Ginseng auch bei uns in letzter Zeit allseits bekannt.

Ein kurzer botanischer Streifzug

»Durch ein verstärktes Interesse an ganzheitlichen Heilweisen wurde Ginseng auch bei uns in letzter Zeit allseits bekannt.«

Ginseng-Pflanzen sind unter der botanischen Bezeichnung Panacae bekannt und zählen zur Familie der Aralien (*Araliacae*). Ihre Heimat sind die Wälder Koreas und Nordost-Chinas. Dort wachsen sie in 200 bis 1000 Meter Höhe auf nährstoffreichen Böden. Ein schattiger Standort mit hoher Luftfeuchtigkeit und mildem Klima ist Voraussetzung. Durch die steigende Nachfrage ist wildwachsender Ginseng so gut wie ausgerottet; teilweise versucht man, die Pflanze wieder auszuwildern und so den Bestand an natürlich wachsendem Ginseng wieder aufzustocken.

Die immense Nachfrage läßt sich aber nur durch Pflanzen befriedigen, die in großen Plantagen angebaut werden. Da Ginseng hohe Ansprüche an Standort und Pflege stellt, ist ein planmäßiger Anbau in Kulturen schwierig. Mittlerweile wird Ginseng weltweit angebaut; neben China und Korea, seiner ursprünglichen Heimat, wird er u. a. in Rußland, Japan und Kanada kultiviert.

Für den Verbraucher kompliziert sich die Lage dadurch, daß unterschiedliche Ginseng-Arten angebaut werden, die sich in ihrem Wirkstoffgehalt z. T. stark unterscheiden. Nur zwei Arten können unter pharmazeutischen Aspekten zum echten Ginseng gezählt werden: *Panax ginseng* C. A. Meyer und *Panax quinquefolius*. Alle weiteren Arten reichen in ihrer Wirkung nicht an die des echten Ginseng heran. Im Handel wird Roter und Weißer Ginseng angeboten. Dabei handelt es sich nicht um Unterarten des echten Ginseng, sondern um zwei Handelsklassen, die sich in ihrer Wirksamkeit unterscheiden.

»Die unterschiedlichen Ginseng-Arten unterscheiden sich stark in ihren Wirkstoffgehalten.«

■ **Weißer Ginseng.** Die Wurzeln des Weißen Ginseng werden von drei- bis vierjährigen Pflanzen geerntet, in der Sonne getrocknet und verarbeitet. In Pulverform oder getrocknet kommen die Wurzeln in den Handel, die ihren Namen von der gelblich-weißen Färbung beziehen.

■ **Roter Ginseng.** Hierfür verwendet man die Wurzeln sechsjähriger Pflanzen, die im Gegensatz zu jüngeren hochwertiger sind. Nach der Ernte behandelt man die Wurzeln mit Wasserdampf; auf diese Weise wird ein chemischer Prozeß in Gang gesetzt, der zu einer Rotfärbung der Wurzeln führt und sie gleichzeitig konserviert. Nach dieser Prozedur läßt man die Wurzeln trocknen, die von harter Konsistenz sind.

Im Gegensatz zum einfacheren Weißen Ginseng ist der Rote Ginseng durch seinen hohen Gehalt an Wirkstoffen, den er durch seine besondere Verarbeitung behält, höherwertiger. Er wird als getrocknete Wurzel, als Pulver und als Extrakt angeboten.

Die Wirkstoffe von Ginseng

Der medizinisch interessante Teil der Ginseng-Pflanze, die Wurzel, enthält eine Fülle verschiedener Wirkstoffe. Neben ätherischen Ölen, Vitaminen, Proteinen, Fetten, Mineralstoffen und Spurenelementen lassen sich die sog. Ginsenoside nachweisen. Unter diesem Namen faßt man eine Reihe chemisch eng verwandter Substanzen zusammen, welche die eigentlichen Wirkstoffe des Ginseng sind. In den 60er Jahren von russischen Chemikern entdeckt, lassen sich bis heute 28 verschiedene Ginsenoside nachweisen. Die Ginseng-Pflanze bildet diese Stoffe in ihren Blüten sowie Blättern und speichert sie in der Wurzel. Der Hauptanteil der Ginsenoside findet sich dabei nicht in der Hauptwurzel, sondern in den Seiten- und Haarwurzeln.

Wie wird Ginseng angewendet?

»Achten Sie beim Kauf darauf, daß das Präparat eine deutsche Arzneimittelzulassung besitzt.«

Im Handel wird eine Fülle verschiedener Ginseng-Produkte angeboten. Einige sind sehr hochwertig und bieten Ihnen die ganze Heilkraft des Ginseng, andere wiederum enttäuschen bezüglich Inhalt und Wirksamkeit. Es empfiehlt sich sehr, beim Kauf darauf zu achten, ob das Präparat eine deutsche Arzneimittelzulassung besitzt. Nur so haben Sie die Gewähr, daß bei der Verarbeitung des Ginseng alle diesbezüglichen physikalischen und chemischen Richtlinien beachtet wurden. So wird auch garantiert, daß die Präparate frei von unerwünschten oder gar schädlichen Zusätzen sind.

Das Spektrum der Ginseng-Produkte ist sehr breit; neben frischen Wurzeln kann man Kapseln, Pulver, Extrakte, Tee oder sogar Ginseng-Schnaps kaufen.

Das richtige Präparat
Unter den vielen Ginseng-Produkten, die es auf dem Markt gibt, müssen Sie selbst herausfinden, welches für sie das beste ist. Eine endgültige Antwort gibt es hierauf nicht; vieles hängt von der individuellen Verträglichkeit und Aufnahmebereitschaft des Körpers ab.

■ **Ginseng-Wurzeln.** Frischer Ginseng ist eher selten. Da er häufig mit Konservierungsmitteln versetzt wurde und sein Wirkstoffgehalt nur schwer zu bestimmen ist, sollte man ihn als das behandeln, was er ist: ein Kuriosum, für den Verzehr wenig geeignet. Getrocknete Wurzeln sind in der Regel recht hart und können nur schwer gekaut werden. Für sie gilt ebenfalls, daß ihr Gehalt an Wirkstoffen sich nur schwer bestimmen läßt. Für eine medizinische Verwendung sind auch sie kaum geeignet.

■ **Ginseng-Pulver.** In der traditionellen chinesischen Medizin ist das Pulver eine gebräuchliche Anwendungsform. Es läßt sich in Flüssigkeit auflösen, oder auch über das Essen streuen.

»Ginseng-Produkte gibt es in Form von Kapseln, Pulver, Extrakten oder Tees.«

■ **Ginseng-Kapseln.** Sie sind die am meisten verbreitete Anwendungsform. Da man mit einer Kapsel immer die selbe Wirkstoffmenge zu sich nimmt, ist die Dosierung denkbar einfach. Zudem ist es eine besonders hygienische Darreichungsform, da die Kapseln eingeschweißt sind; auch für unterwegs sind sie ideal. Wer den typischen Geschmack des Ginseng nicht besonders mag, hat ebenfalls keine Probleme, denn Kapseln sind geschmacksneutral.

■ **Ginseng-Extrakt.** Extrakte enthalten eine höhere Wirkstoffkonzentration als die übrigen Produkte und liegen entweder als sirupähnlicher Dickextrakt oder als Pulver vor. Da beide einen sehr intensiven Geschmack besitzen, empfiehlt es sich u. U., den sirupähnlichen Auszug mit heißem

Wasser aufzugießen und als Tee zu trinken. Den Pulverextrakt kann man in Wasser auflösen und mit Honig süßen. Manche mögen den Ginseng aber auch sehr gerne: Er schmeckt leicht süßlich-bitter und hat einen Anklang an Lakritze. Ob man den Extrakt pur zu sich nimmt oder stark verdünnt bzw. süßt, ist Geschmackssache.

Achtung!

Alkoholische Ginseng-Präparate sind für Schwangere, Kinder und Kranke nicht geeignet.

Neben diesen gängigen und bewährten Produkten gibt es noch Ginseng-Tee, der aber eher den typischen Geschmack vermittelt; sein Gehalt an Wirkstoffen ist verhältnismäßig bescheiden. Alkoholische Ginseng-Präparate, die sogenannten Tonika (ein Tonikum ist ein „stärkendes Mittel"), sind recht bekannt; sie zeichnen sich mehr durch ihren Alkohol als durch die Wirkstoffe des Ginseng aus. Für Kinder, Schwangere und Kranke sind sie nicht geeignet. Vor einer Verwendung sollte man das entsprechende Produkt kritisch auf seinen tatsächlichen Gehalt an Wirkstoffen hin prüfen.

Hier hilft Ginseng

Auf einen Blick

Ginseng hilft bei Herz-Kreislauferkrankungen, Arterienverkalkung, Rekonvaleszenz, Kopfschmerzen, Migräneanfällen sowie bei Diabetes.

Ginseng ist sehr vielfältig einsetzbar; sowohl in Zeiten beruflicher und privater Belastungen als auch bei leichteren Beschwerden dient er als Aufbau- und Stärkungsmittel. Bei ernsthafteren Erkrankungen kann Ginseng als ergänzendes Heilmittel verwendet werden. Ginseng ist als Kräftigungsmittel für ältere Menschen bei uns bekannt geworden; er hilft aber auch Kindern und Erwachsenen sehr gut.

Ginseng ist, wie gesagt, bei einer Reihe leichterer Beschwerden hilfreich; neben Erschöpfungszuständen, Müdigkeit und Streß kann Ginseng auch mit gutem Erfolg als Mittel zur Leistungssteigerung eingesetzt werden. Dabei wirkt Ginseng keineswegs als Aufputschmittel, wie z.B. Koffein. Die Ginsenoside haben eine beruhigende und zugleich aufbauende Wirkung; sie kräftigen langfristig. Bei sportlichen Übungen wirken sich die Ginsenoside positiv auf die Versorgung der Muskeln mit Sauerstoff aus. Sie wirken sich auch deutlich auf die körpereigene Abwehr aus: Bei gleichzeitiger Aktivierung des Stoffwechsels wird die Abwehr gekräftigt. Umweltgifte und schädliche Genußmittel wie Alkohol und Nikotin können so vom Organismus besser verarbeitet werden; auch Medikamente werden oft besser vertragen.

»Ginseng hat sich bei länger andauernden Krankheiten als stärkendes Mittel bewährt.«

In Zeiten der Krankheit ist Ginseng ein probates Mittel, um das Allgemeinbefinden zu stärken und die Abwehrkräfte des Körpers zu erhöhen. Ist Ihr Abwehrsystem intakt, kommen viele Krankheiten erst gar nicht zum Ausbruch; so treten Erkältungen bei einer Ginseng-Kur nachweislich seltener auf.

Keine Angst vor Nebenwirkungen!

Der echte Ginseng ist gut verträglich. Wenn Sie sich an die empfohlenen Dosierungen halten, ist selbst bei längerer Anwendung oder bei Kindern (immer die halbe Dosierung) nicht mit Nebenwirkungen zu rechnen. Eine Gewöhnung oder sogar Abhängigkeit ist nach bisherigen Erkenntnissen nicht zu befürchten; auch die Wirkung des Ginseng läßt nicht nach.

Herz- und Kreislauferkrankungen

Sie lassen sich mit Ginseng unter Kontrolle halten; durch die positive Beeinflussung des Stoffwechsels wird das Herz gestärkt, die Wirkstoffe des Ginseng tragen zu einer Entspannung der Blutgefäße und so zu einer Senkung des Blutdrucks bei.

Arterienverkalkung

Dieser kann durch eine langfristige Ginseng-Kur vorgebeugt werden. Durch die Ankurbelung des Stoffwechsels wird z.B. Cholesterin schneller verarbeitet und aus dem Körper ausgeschieden.

Rekonvaleszenz

»Während der Rekonvaleszenz wirkt Ginseng durch die Kräftigung der Abwehr und die Förderung des Stoffwechsels.«

Nach einer überstandenen Krankheit, in der Zeit der Rekonvaleszenz wirkt Ginseng durch die Kräftigung der Abwehr und die Förderung des Stoffwechsels, so daß Ihr Körper sich auf seine Genesung konzentrieren kann. Ginseng-Präparate unterstützen die Verträglichkeit verschiedener Medikamente, die Sie gegen die Krankheit eingesetzt haben, die aber danach so schnell wie möglich abgebaut werden sollen. Hier unterstützt Ginseng den Organismus.

Schmerzen

Kopfschmerzen, Migräneanfälle

Beide lassen sich ebenfalls mit Ginseng lindern. Die traditionelle chinesische Medizin setzt Ginseng schon lange dagegen ein. Zwar vermag Ginseng keine Schmerzen direkt zu lindern, er wirkt jedoch auf den Kreislauf und verhindert so indirekt eine Verengung der Gefäße.

Stoffwechselerkrankungen

Diabetes

Zuckerkranke Patienten können neben der regulären Behandlung mit Insulin auch Ginseng zu sich nehmen. Japanische Versuche haben gezeigt, daß sich bei vielen Patienten nach einer Ginseng-Gabe das Krankheitsbild insgesamt verbesserte und die Insulin-Dosen verringert werden konnten. Die Begleiterscheinungen der Diabetes wie Bluthochdruck und Augenerkrankungen gingen ebenfalls zurück.

»Zuckerkranke können neben der regulären Behandlung mit Insulin auch Ginseng einnehmen.«

Ginseng ist kein Allheilmittel!

Die hier aufgeführten Beschwerden können oft Symptome einer ernsten Erkrankung sein. Setzen Sie daher Ginseng nie ausschließlich zur Behandlung ein, sondern konsultieren Sie außer bei „normalen" Alltagsbeschwerden im Zweifelsfall immer einen Arzt! Bluthochdruck, Diabetes, Herz-Kreislauferkrankungen und andere ernstzunehmende Krankheitsbilder lassen sich nicht mit Ginseng allein kurieren! Zwar wirken Ginseng-Präparate sich günstig auf den Verlauf der Krankheit aus, doch gesund werden Sie nur mit medizinischer Unterstützung.

Grüner Tee

Ein bißchen Geschichte

» Tee als Getränk wurde in Europa erst im 17. Jahrhundert bekannt. «

Wie so viele andere Kulturgüter stammt auch der Tee aus dem Reich der Mitte. Der Kaiser Shen Nung (2737–2697 v. Chr.) gilt als „Erfinder" des Tees. Einer Anekdote zufolge sollen ihm, als er auf einem Jagdausflug gerade einen Wasserkessel aufgesetzt hatte, einige Teeblätter in diesen geweht worden sein. Durch die Verfärbung des Wassers und den von ihm ausgehenden Duft neugierig geworden, kostete der Kaiser von dem „Getränk" und war von ihm sehr angetan: Die Strapazen der Jagd waren mit einem Male vergessen. Shen Nung, der in China auch als „Vater der Arzneikunde" gilt, war auf dem Gebiet der Heilkräuter sozusagen Experte; hier ergab sich für ihn die Gelegenheit, die belebende (und köstliche) Wirkung dieser Pflanze kennenzulernen. Der Tee war „erfunden".

In Wirklichkeit verlieren sich die Anfänge der Teekultur im Dunkel der Geschichte. Vermutlich war Tee schon vor rund 5000 Jahren bekannt; es gibt zahlreiche weitere Anekdoten über seine Entdeckung. Wie so viele Genußmittel, wurde auch der Teestrauch zuerst als Heilmittel gegen vielerlei Beschwerden eingesetzt; später entdeckte man ihn auch als wohlschmeckendes und preiswertes Alltagsgetränk.

Im Laufe der Jahrhunderte wurde Tee zum Nationalgetränk der Chinesen, dem alle Gesellschaftsschichten zusprachen. Später verbreitete sich der Tee auch außerhalb Chinas: Im 7. Jahrhundert v. Chr. gelangte er nach Tibet und in die Mongolei, in Japan ist Tee erstmals 729 v. Chr. Nachweisbar, als der japanische Kaiser buddhistische Mönche mit Tee bewirtete.

Europa lernte dieses Getränk recht spät kennen: 1610 brachte ein Schiff der Niederländischen Ostindischen Gesellschaft erstmals eine Ladung Tee mit. Anfangs verbreitet er sich eher zögerlich, man sah Tee eher als Heilmittel und exotische Droge an. Ludwig XIV. von Frankreich versuchte mit Tee seine Gicht zu kurieren. Eine weite Verbreitung erlangte der Tee in Europa erst im 19. und vor allem im 20. Jahrhundert.

In der langen Geschichte des Tees ist dieser vor allem als Grüner Tee zu verstehen, traditionell wird er in Asien so verarbeitet. Der fermentierte Schwarze Tee ist eine europäische Entwicklung.

»Im Gegensatz zu Asien, wo man mehr Grünen Tee trinkt, überwiegt in Europa der Konsum von fermentiertem Schwarzen Tee.«

Ein kurzer botanischer Streifzug

Sowohl Grüner als auch Schwarzer Tee werden aus derselben Pflanze gewonnen: *Camellia sinensis*, dem Teestrauch. Während Schwarzer Tee einem Fermentationsprozeß unterzogen wird, verhindert man dies beim Grünen Tee, indem man nach dem Welken die Blätter erhitzt und so die für die Fermentation erforderlichen Enzyme ausschaltet. Dabei behalten die Teeblätter ihre grüne Farbe und auch ihre Wirkstoffe.

Bei der Fermentation des Schwarzen Tees werden die Blätter durch eine chemische Reaktion verändert; der Gerbstoffgehalt sinkt, Koffein (Teein) kann schneller vom Körper aufgenommen werden. Bestimmte Vitamine und Mineralstoffe werden dabei jedoch zerstört. So betrachtet ist das Herstellungsverfahren für Grünen Tee schonender, wertvolle Inhaltsstoffe bleiben erhalten.

Grüner Tee wird überwiegend in China und Japan angebaut (80 % der chinesischen Teeproduktion entfällt auf Grüntees), in neuerer Zeit produzieren auch Indien (in Darjeeling und Assam) und Ceylon Grünen Tee.

Die wichtigsten Sorten von Grünem Tee:

- *Assam.* Herkunft: nördliches Indien. Würziger Tee. Üblicherweise wird Assam als Schwarztee gehandelt; die grüne Variante kommt aber ebenfalls vor.
- *Darjeeling.* Herkunft: Nordostindien. Schmeckt leicht spritzig und blumig. Wie beim Assam gibt es auch hier die eher seltene grüne Variante.
- *Gunpowder.* Herkunft: China, Taiwan. Schmeckt frisch, herb und aromatisch. Die kugelförmig gerollten Blätter geben dem Tee seinen Namen.
- *Gyokuro.* Herkunft: Japan. Schmeckt frisch und recht blumig; durch den hohen Gehalt an Koffein sehr anregend. Kostbarer Tee, die Knospen und Blätter wachsen im Schatten.
- *Kokeicha.* Herkunft: Japan. Schmeckt weich, frisch und ein wenig herb. Kurz ziehen lassen. Der pulverförmige Tee wird durch Zugabe von Reisstärke in teeblattförmige Stengel gepreßt.
- *Lung Ching.* Herkunft: Südchina, Provinz Zhejiang. Der Drachenbrunnentee schmeckt leicht und zeichnet sich durch sein erdiges Aroma aus.
- *Matcha.* Herkunft: Japan. Schmeckt sehr herb. Es handelt sich um pulverförmigen Grüntee, der für die traditionelle japanische Teezeremonie verwendet wird. In einer speziellen Schale wird das Pulver mit Wasser vermischt und mit einem Bambusquirl schaumig geschlagen.
- *Sencha.* Herkunft: China, Japan. Schmeckt leicht und blumig. Sencha ist in vielen Qualitätsstufen erhältlich und in Japan der meistgetrunkene Grüntee.

Die Wirkstoffe von Grünem Tee

Koffein fördert die Konzentration und hält wach. Da beim Grüntee der Gehalt geringer ist als im Schwarztee oder Kaffee, wirkt er weniger aufputschend. Durch die Bindung des Koffeins an Gerbstoffe wird es dem Organismus auch wesentlich langsamer zugeführt und hält in seiner Wirkung länger an. Koffein stimuliert die Durchblutung und wirkt anregend auf das zentrale Nervensystem.

Vitamine sind im Grünen Tee zahlreich enthalten, insbesondere Vitamin C und Provitamin A. Vitamin C ist zur Stärkung der Abwehr wichtig, Provitamin A (Beta-Karotin) ist gut für Haut und Schleimhäute.

»Im Grünen Tee sind neben zahlreichen Mineral- und Gerbstoffen auch Vitamin C und Beta-Karotin enthalten.«

Mineralstoffe sind zahlreich im Grüntee nachweisbar, u.a. Aluminium, Eisen, Kupfer, Mangan, Phosphor und Zink. Alle diese Stoffe sind wichtig für das Funktionieren eines gesunden Organismus. Da sie in relativ hoher Konzentration vorliegen, kann man mit Grüntee einen beträchtlichen Teil des Tagesbedarfs decken.

Gerbstoffe sind für den leicht bitteren Geschmack des Tees verantwortlich. Sie wirken sich förderlich auf die Verdauung aus und haben einen beruhigenden Einfluß auf Magen sowie Darm. Daneben verhindern sie, wie schon erwähnt, die schnelle Aufnahme des Koffeins.

Wie wird Grüner Tee zubereitet?

Grüner Tee läßt sich auf verschiedene Weisen aufbrühen. Dazu benötigt man das übliche Teegeschirr – wer möchte, kann ein asiatisches Service erwerben, denn in den dünnen Schälchen schmeckt der Tee intensiver. Entscheidend für den Geschmack des Grüntees ist aber die Wasser-

qualität, sprich: der Härtegrad. Es macht keinen Sinn, einen hochwertigen Grünen Tee mit hartem, kalkreichem Wasser zuzubereiten. Zwar nimmt man die wertvollen Inhaltsstoffe auf, doch die feinen Geschmacksnuancen, die einen solchen Tee auszeichnen, würden überhaupt nicht wahrgenommen. Sollte der Härtegrad des Trinkwassers über 7° liegen, ist der Einsatz eines Wasserfilters erforderlich. Auch weiches Quellwasser kann man zum Aufbrühen verwenden. Ein Experimentieren mit verschiedenen Wasserarten ist dem fortgeschrittenen Teetrinker sehr zu empfehlen. Weiches Wasser ist im Übrigen auch für qualitätvollen Schwarzen Tee nötig.

»Grüner Tee wird zurückhaltender dosiert als Schwarzer Tee.«

Die 5 Schritte der Zubereitung:

1. Bringen Sie Wasser zum Kochen.
2. Lassen Sie das Wasser auf ca. 60–70 °C abkühlen.
3. Geben Sie die Teeblätter in eine Teekanne und schütten das abgekühlte Wasser darüber. Nicht umrühren!
4. Nachdem der Tee gezogen hat, gießen Sie ihn in die Tassen.
5. Die Teeblätter verbleiben zur weiteren Verwendung in der Kanne, denn Grüner Tee kann bis zu dreimal aufgegossen werden!

Zu *Dosierung und Dauer des Ziehenlassens* können keine allgemeingültigen Angaben gemacht werden, da die einzelnen Teesorten darin stark variieren. Halten Sie sich an die Angaben der Hersteller. Ansonsten gilt die Faustregel, daß Grüner Tee zurückhaltender dosiert werden muß als Schwarztee, da er sonst schnell bitter schmeckt. Nach einiger Zeit haben Sie die entsprechende Erfahrung; seien Sie einfach ein wenig experimentierfreudig!

Die richtige Menge

Die Dosierung hängt natürlich davon ab, wie gerne man dem Grünen Tee zuspricht; ein Liter pro Tag kann als unbedenklich gelte. Für Schwangere sind 2 bis 3 Tassen angemessen; Kinder unter 8 Jahren müssen auf Grünen Tee verzichten. Wer empfindlich auf Koffein reagiert, sollte kurz vor dem Zubettgehen keinen Grüntee mehr trinken.

Falls man für sich alleine eine größere Menge Tee zubereiten möchte, sollte man den Aufguß, nachdem er genügend gezogen hat, in eine zweite Kanne umschütten. So verhindert man, daß der Tee zu lange zieht und bitter wird.

Grüntee wird traditionellerweise mehrfach aufgegossen. Je nach Teeart können bis zu vier Aufgüsse gemacht werden. Dies relativiert auch den hohen Preis mancher Sorte ein wenig. Falls man auf eine eher beruhigende Wirkung aus ist, sollte der erste Aufguß nicht verwendet werden, sondern man trinkt erst den zweiten Aufguß. Auch hier muß der Tee umgeschüttet werden, damit die Blätter nicht zu lange ziehen.

Hier hilft Grüner Tee

Auf einen Blick

Grüner Tee hilft bei Atemwegserkrankungen, Erkältungen, Fieber, Entzündungen des Mund- und Rachenraums, Herz-Kreislauferkrankungen, Stoffwechselerkrankungen, Diabetes und Zahnerkrankungen.

Die ursprüngliche Verwendung des Grünen Tees weist bereits auf seine lange bewährte Funktion als Naturheilmittel hin. Seit alter Zeit ist er gegen eine Reihe von Beschwerden ein erprobtes Hausmittel; in den letzten Jahren erlebte er einen ungeahnten Aufschwung und ist nahezu zum Modegetränk geworden.

»Grüner Tee eignet sich sehr gut zur Vorbeugung und Behandlung akuter Beschwerden.«

Grüner Tee eignet sich zur Vorbeugung und zur Behandlung akuter Beschwerden. Dabei sollten – wie bei allen Naturheilmitteln – die Grenzen einer Therapie mit Grüntee klar sein: Bei schweren Erkrankungen sollte ein Arzt oder Heilpraktiker hinzugezogen werden, Grüner Tee eignet sich hier allenfalls zur unterstützenden Behandlung. Für „normale" Beschwerden ist Grüner Tee sehr zu empfehlen; klingen diese aber nicht nach einigen Tagen ab, sollte ärztlicher Rat eingeholt werden.

Atemwegserkrankungen

Erkältungen und Fieber

Der hohe Gehalt an Vitamin C im Grünen Tee bewirkt eine Stärkung des Immunsystems, die Gerbstoffe des Tees unterstützen die Bakterienabwehr. Falls Sie von einer Erkältung befallen worden sind, sorgen Sie für eine ausreichende und kontinuierliche Zufuhr von Grünem Tee. Bei verstopfter Nase oder Stirnhöhlen hat sich ein Dampfbad mit Grünem Tee bewährt: 3 Eßlöffel Grüntee und etwas Kamillenblüten auf 1 Liter kochendes Wasser geben und kräftig inhalieren.

Stellt sich zudem Fieber ein, trinken Sie (neben ausreichend anderen Flüssigkeiten) kalten Grünen Tee. Bei hohem Fieber sind Wadenwickel zu empfehlen. Als „Kühlmittel" nehmen Sie gut gekühlten (Kühlschrank) Grünen Tee.

Entzündungen des Mund- und Rachenraums

Durch seine entzündungshemmenden Substanzen ist Grüner Tee hier ein bewährtes Mittel. Am besten kocht man sich einen starken Grüntee und verwendet den entsprechend abgekühlten Aufguß als Gurgellösung.

Herz-Kreislauferkrankungen

Grüner Tee kann hohem Blutdruck entgegenwirken. Durch seine cholesterinsenkende Wirkung trägt er dazu bei, Blutgerinnsel und Gefäßverschlüsse zu vermeiden.

Stoffwechselerkrankungen

Diabetes

Bei der Zuckerkrankheit ist der Blutzuckerspiegel stark erhöht. Durch die Eigenschaften des Grüntees, im Körper die Verwandlung von Mehrfachzucker in Einfachzucker zu verlangsamen, können die Krankheit und ihre Nebenwirkungen besser unter Kontrolle gehalten werden. Aber: Grüner Tee ersetzt auch hier keine ärztliche Therapie!

»Grüntee kann die Verwandlung von Mehrfach- in Einfachzucker verlangsamen.«

Zahnerkrankungen

Durch den hohen Gehalt an Fluor ist Grüner Tee ein unterstützendes Mittel bei Karies. Der durch die Krankheit aufgeweichte Zahnschmelz wird durch Fluor zumindest wieder teilweise gehärtet. Zudem verhindert Grüntee die Vermehrung der Bakterien im Mund.

Honig

Ein bißchen Geschichte

Bienen und folglich auch Honig gibt es schon seit vielen Millionen von Jahren. So werden Funde von in Bernstein eingeschlossenen Bienen aus Chiapas in Mexiko auf 30 bis 35 Millionen Jahre geschätzt. Bei den Hochkulturen der Antike hatte der Honig einen hohen Stellenwert. Er diente als Opfergabe, Lebensmittel, aber auch als Heilmittel. So führte die ägyptische Königin Hatschepsut (1490 bis 1469 v. Chr.) das Bildzeichen der Honigbiene in ihrem Wappen. Hohe ägyptische Beamte bekamen einen Teil ihres Solds als Honig ausbezahlt.

Homer beschrieb den Honig in der antiken griechischen Mythologie als „liebliche Speise der Götter". Hippokrates (460 bis 377 v. Chr.) zählte Honig zu seinen bevorzugten Heilmitteln. Er setzte ihn hauptsächlich gegen eiternde Wunden und Fieber ein.

» In der Antike zählte Honig zu den bevorzugten Heilmitteln. «

Auch bei den Ärzten des antiken Roms genoß Honig ein hohes Ansehen. Er war in vielen Heilgetränken enthalten.

Nach der Geburt Christi galt Honig weiterhin bei vielen Völkern als äußerst wertvolles und wichtiges Heilmittel.

So wird Honig gewonnen

Die Rohstoffe des Honigs sind Nektar und Honigtau. Beides sammeln die Bienen als süße, an Pflanzen haftende Säfte. Nektar – ein süßes Sekret von Blütenpflanzen – besteht hauptsächlich aus Wasser. Außerdem enthält er verschiedene Zucker. Die bedeutendsten sind Saccharose (Haushaltszucker), Fruktose (Fruchtzucker) und Glukose (Traubenzucker). Mit Honigtau bezeichnet man die zuckerhaltigen Sekrete von Insekten, z.B. von Läusen.

Die Sammelbienen sammeln Nektar sowie Honigtau und versetzen ihn mit verschiedenen Enzymen, um die in den Honigrohstoffen enthaltenen Mehrfachzucker in Einfachzucker zu spalten. Im Bienenstock geben die Sammelbienen ihre „Ernte" an die Stockbienen weiter. Diese entziehen dem Honig Wasser, um ihn zu konservieren. Der Rohhonig wird dann von den Bienen in den aus Wachs geformten Waben gelagert. Diese werden anschließend mit Wachs versiegelt. Verdeckelte Waben bedeuten, daß der Honig reif ist und vom Imker geerntet werden kann.

»Honig enthält sehr viele Vitamine, Mineralstoffe und Aminosäuren.«

Durch Schleudern der Waben wird der Honig vom Imker gewonnen. Farbe und Geschmack des Honigs werden durch Ort und Pflanzen, von denen die Bienen Nektar oder Honigtau gesammelt haben, bestimmt.

Die Wirkstoffe von Honig

Honig enthält sehr viele Naturstoffe, beispielsweise Vitamine, Mineralstoffe und Aminosäuren. Ihr Zusammenspiel bestimmt die heilende Kraft des Honigs. Übrigens sind mittlerweile viele aus der Volksmedizin bekannten Heileffekte des Honigs auch wissenschaftlich untersucht und belegt worden.

Außer den verschiedenen Zuckern hat man im Honig bisher 180 andere Stoffe nachgewiesen. Sie alle unterstützen die biologischen Prozesse und den Stoffwechsel im menschlichen Organismus.

Traubenzucker dient als Energielieferant. Er gelangt schnell ins Blut und setzt dort seine „energische" Wirkung frei. Fruchtzucker ist dagegen eine Energiequelle für den langfristigen Einsatz. Er wird im Körper in Glykogen umgewandelt und in der Leber als Energiereserve deponiert.

Hinsichtlich seines Vitamingehalts ist Honig eher unter „ferner liefen" einzustufen. Hauptsächlich findet man im Honig Vitamine der B-Gruppe. Vitamin B_1 beispielsweise unterstützt die Zuckerverwertung im Organismus.

Reichhaltig sind im Honig Mineralstoffe und Spurenelemente vertreten. Kalium und Magnesium fördern zum Beispiel die Blutdruckregulation. Sie sind außerdem an der Steuerung der Muskel- und Nervenfunktionen beteiligt. Zusammen mit Vitamin B_6 bewirkt Magnesium eine Entspannung der Gefäßmuskulatur. Die im Honig enthaltenen Enzyme wandeln die Zucker um. Dabei entstehen auch die sogenannten Inhibine, die das Wachstum verschiedener Bakterien und Pilze hemmen. Die freien Aminosäuren im Honig unterstützen die unterschiedlichen menschlichen Stoffwechselfunktionen. Pollen regen den Appetit an und fördern die Verdauung.

Hier hilft Honig

Auf einen Blick

Honig hilft bei Erkältungen, Halsschmerzen, Erschöpfungszuständen, Herz-Kreislauferkrankungen, Durchfall, Magengeschwüren, kleinen Verletzungen.

Der Honig hat als Heilmittel eine lange Tradition. Er gehört zu den wenigen Naturprodukten, deren Erzeugung und Gewinnung sich seit vielen tausend Jahren nicht geändert hat. In der Volksmedizin hat Honig schon seit mehreren tausend Jahren seinen festen Platz.

Atemwegserkrankungen

Erkältungen

Honig lindert bei Erkältungskrankheiten den Hustenreiz, erleichtert die Atmung und löst festsitzenden Schleim. Die im Honig enthaltenen Inhibine töten die Krankheitserreger ab und stoppen so die Entzündung. Honig kann Antibiotika keinesfalls ersetzen, doch seine zusätzlich Gabe unterstützt sie in ihrer Wirkung.

Halsschmerzen

Sicher kennt jeder von Ihnen die berühmte „heiße Milch mit Honig", ein wahres Wundermittel gegen Halsschmerzen. Doch sollten Sie die Milch nie heiß, sondern lediglich warm trinken, denn schon ab 40 °C werden die für die antibakteriellen Effekte des Honigs verantwortlichen Inhaltsstoffe zerstört. Wenn Sie keine Milch mögen, können Sie natürlich auch warmen Tee mit Honig trinken.

Eine Halsentzündung wird auch durch Zitronensaft mit Honig rasch gelindert. Dafür vermischt man 1 bis 2 Teelöffel Zitronensaft, 150 ml warmes Wasser und 1 Teelöffel flüssigen Honig.

Kein Honig für Babys!

Babys dürfen im 1. Lebensjahr keinen Honig bekommen. Da ihre Darmflora noch nicht stabil ist, kann extrem selten der lebensbedrohliche Säuglingsbotulismus, eine Form der Lebensmittelvergiftung, auftreten. Auch kann durch Honig das Allergierisiko von Babys vergrößert werden.

Erschöpfungszustände

Wenn man sich müde sowie erschöpft fühlt und die Leistungskraft auf den Nullpunkt zu sinken droht, dann ist Honig das ideale Aufbaumittel. Dies gilt übrigens auch für Rekonvaleszenzphasen nach lang dauernden Krankheiten oder nach Operationen. Honig bringt die verbrauchte Energie aufgrund seines hohen Zuckergehalts schnell wieder zurück. Nehmen Sie täglich 3 Teelöffel Honig, über den Tag verteilt, zu sich.

Herz-Kreislauferkrankungen

Honig wird auch eine stärkende Wirkung auf das geschwächte Herz nachgesagt. Er fördert die Durchblutung der Herzkranzgefäße, und das im Honig enthaltene Hormon Acetylcholin steigert die Herzleistung – ein besonders für das „alte" Herz bedeutender Effekt. Sie sollten daher eine Honigkur machen. Nehmen Sie dazu 3 Wochen lang täglich mindestens 4 Teelöffel Honig zu sich. Am besten eignet sich Weißdornhonig, da Weißdorn das Herz zusätzlich stärkt.

Magen-Darm-Beschwerden

Achtung!

Dauert der Durchfall länger als 3 Tage, suchen Sie bitte sofort einen Arzt auf!

Gegen entzündliche Magen- und Darmerkrankungen hilft Honig in Tees oder Frischpflanzensaft ausgezeichnet.

Durchfall

Honig in Kombination mit gerbstoffreichen Tees stoppt Durchfall. Zum einen verledern die Gerbstoffe des Tees die Darmschleimhaut und stoppen die Flüssigkeitsabgabe in den Darm. Zum anderen wirkt der Honig antibakteriell und tötet die Durchfallerreger ab. Schließlich unterstützen die im Honig enthaltenen Zucker die Aufnahme von Mineralstoffen im Darm, die bei Durchfall unbedingt verstärkt zugeführt werden müssen. Geben Sie 1 Teelöffel Honig Ihrer Wahl, am besten Akazien-, Melissen- oder Pfefferminzhonig, in 150 ml Tee. Lassen Sie den Tee jedoch vorher auf eine angenehme Trinktemperatur abkühlen.

Magengeschwüre

Neueste Laboruntersuchungen zeigten, daß Manukahonig, der Honig vom neuseeländischen Teebaum – gegen den extrem widerstandsfähigen Erreger von Magengeschwüren *Helicobacter pylori* äußerst aktiv ist. Überträgt man die Laborbedingungen auf den Menschen, so müßte man mit täglich 1/2 Teelöffel Manukahonig auf nüchternen Magen *Helicobacter* erfolgreich vertreiben können und das Magengeschwür zum Ausheilen bringen. Klinische Untersuchungen zu diesem Thema stehen allerdings noch aus.

Kleine Verletzungen

»Durch seine antibakterielle Wirkung ist Honig auch bei der Wundheilung bestens geeignet.«

Die antibakterielle Wirkung des Honigs steht auch bei der Wundheilung im Vordergrund. Bei infizierten, schwer heilenden Wunden unterstützt eine Auflage aus Honig die Abstoßung von totem Gewebe. Außerdem fördert Honig die Neubildung gesunder Hautzellen, und eine schnellere Narbenbildung ist die Folge. Bei Schürfwunden und leichten Verletzungen oder Verbrennungen haben sich ebenfalls Honigauflagen bewährt. Verantwortlich für die heilende Wirkung des Honigs sind die Inhibine. Deshalb sollte man zur Wundbehandlung Honigtauhonige verwenden, denn sie enthalten die meisten Inhibine.

Geben Sie eine dünne Honigschicht direkt auf die Wunde, und lassen Sie den Honig dann an der Luft trocknen.

»Wenn Sie als Diabetiker auf Honig nicht verzichten wollen, sollten Sie Ihren Arzt fragen, ob der Genuß in Ihrem Fall unbedenklich ist.«

Vielleicht brennt es anfangs etwas, doch wirkt der Honig schnell kühlend, lindert Schmerzen sowie Entzündung. Äußerst effektiv in der Wundbehandlung ist eine Kombination von Tannenhonig und Kamille. Bereiten sie aus je 1 Teelöffel Kamilletropfen bzw. Kamillenöl und Tannenhonig eine Salbe zu. Verbrauchen Sie diese direkt nach der Zubereitung, denn sie hält sich nur kurze Zeit.

Auch Diabetiker können Honig genießen

Lange Zeit war Honig für Diabetiker verboten. In den neuesten Diabetikerrichtlinien wurde dieses Verbot etwas gelockert: Nicht-insulinpflichtige Diabetiker dürfen heute Honig in kleinen Mengen (höchstens 30 Gramm pro Tag) naschen. Als besonders günstig haben sich Honigsorten mit einem hohen Fruktoseanteil erwiesen, also beispielsweise Akazien- oder Edelkastanienhonig.

Johanniskraut

Ein bißchen Geschichte

Um wohl kaum ein Pflänzchen ranken sich so viele Legenden und Mythen wie um das Johanniskraut. Schon in der Antike wurde es als Heilmittel verwendet. Die damaligen Ärzte und Heiler setzten den blutroten Saft der Pflanze zur Heilung von Wunden ein. Helfen sollte es aber auch gegen Dämonen, den Teufel und Hexen.

Im frühen Christentum entstand der Glaube, daß die Pflanze aus dem Blut Johannes des Täufers gewachsen sei, als dieser von Herodes getötet wurde. Eine andere Legende erzählt, daß Johanniskrautbüschel des nächtens an der Tür des Johannes angebracht worden waren, damit die Soldaten des Herodes am nächsten Tag den Täufer finden und festnehmen könnten. Doch das Wunder war: An allen Haustüren befanden sich plötzlich diese Pflanzenbüschel, so daß Johannes nicht gefunden wurde. Seit diesem Tag wurde die Pflanze mit den gelben Blüten Johanniskraut genannt. Andere Namen sind Blutkraut oder Herrgottsblut.

»Bereits Paracelsus setzte Johanniskraut als Heilmittel ein.«

Schon im 1. Jahrhundert v. Chr. wurde „hypericon" in einem Buch über Heilkräuter schriftlich erwähnt. Von Paracelsus wurde das Kraut zur Pflege von Wunden, zur Heilung von Knochenbrüchen und gegen „Zerknirschung" eingesetzt. Er wußte also bereits von der stimmungsaufhellenden Wirkung. Seit dem 19. Jahrhundert wurden die Erfolge, die die behandelnden Ärzte mit Hypericum erzielten, schriftlich dokumentiert.

In jüngster Zeit ist das Johanniskraut nicht nur im Zuge des Naturheilkunde-Trends wieder vermehrt zu Behandlung eingesetzt worden. Erstmals wurde die Wirkung von

Hypericum auch pharmakologisch untersucht und wissenschaftlich belegt. Seitdem nahmen viele pharmazeutische Firmen Johanniskrautpräparate in ihr Angebot auf. Der wachsende Wunsch vieler Patienten, mit sanfter Natur gegen Krankheiten vorzugehen, und besonders die in Mißkredit geratenen Psychopharmaka lassen den Handel florieren.

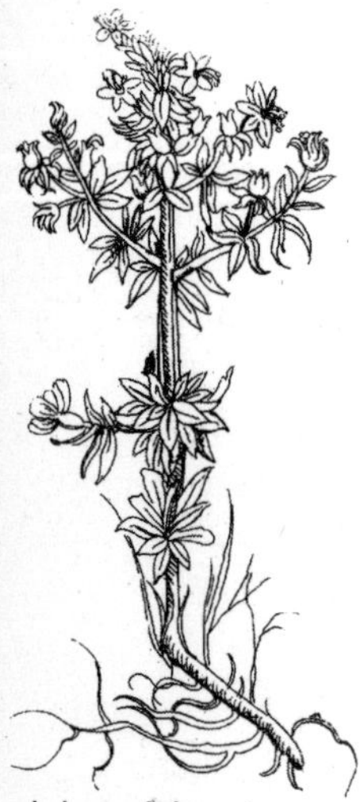

Johanniskraut *(Hypericum perforatum)*

Ein kurzer botanischer Streifzug

Insgesamt wachsen in Deutschland neun verschiedene Johanniskraut-Arten. Nur eine jedoch hat auch medizinische Bedeutung: *Hypericum perforatum* oder Tüpfelhartheu. Man erkennt es an seinen getüpfelt erscheinenden Blättern, die die Öldrüsen der Pflanze enthalten. Die Blüten des bis zu einem Meter hohen Strauchs sind von goldgelber Farbe und enthalten den blutroten Saft. Die kahlen, zweikantigen Stengel verzweigen sich im oberen Bereich der Pflanze stark. Hypericum perforatum kommt in ganz Europa und in Teilen Asiens vor. Die Pflanze bevorzugt trockene, kalkhaltige Böden und findet sich bei uns häufig an Berghügeln oder Mauern und Wegrändern.

Die Wirkstoffe von Johanniskraut

Wichtigster Inhaltsstoff ist das *Hypericin.* Neben Hyperforin ist diese Substanz für die stimmungsaufhellende Wirkung des Johanniskrauts verantwortlich. Daneben enthält der Blütensaft Flavonoide, ätherische Öle und Gerbstoffe.

Die antidepressive Wirkung von Johanniskraut ist wissenschaftlich belegt. *Hypericin* nimmt Einfluß auf unseren Hormonhaushalt. Für unsere Entspannung und eine ausgeglichene Stimmungslage ist *Dopamin* verantwortlich, ein Botenstoff, der die Reizübertragung zwischen den Nervenzellen im Gehirn kontrolliert. Ein Mangel an Dopamin hat eine Übererregung der Nervenzellen zur Folge, und unsere Psyche gerät aus dem Gleichgewicht. Dabei sind Nervosität, Depressionen und Schlafstörungen eher die harmloseren Symptome eines Dopaminmangels. Schwere Erkrankungen wie Schizophrenie und die Parkinsonsche Krankheit stehen ebenfalls mit einem Dopamin-Unterangebot in Zusammenhang. Hypericin verursacht, daß weniger Dopamin zu Noradrenalin umgebaut wird. Damit steht im Gehirn mehr Dopamin zur Verfügung, und gleichzeitig wird die Adrenalinkonzentration, ein Hormon, das den Körper in erhöhte Leistungsbereitschaft versetzt, reduziert. Dies wirkt positiv auf unseren Gemütszustand und fördert die Entspannung.

»Die antidepressive Wirkung von Johanniskraut ist wissenschaftlich belegt.«

Unter dem Einfluß von Licht wird die Produktion von *Melatonin* gebremst. Dieser Botenstoff wird in der Zirbeldrüse des Gehirns während der dunklen Nachtstunden vermehrt gebildet. Die Substanz sorgt für einen ausgewogenen Schlaf-Wach-Rhythmus, wirkt dabei aber stimmungsdämpfend. Während des Tages sinkt die Melatoninkonzentration ab, der Grad der Wachheit steigt. In den dunklen Wintermonaten reicht oft das vorhandene Lichtangebot nicht aus, um die Produktion von Melatonin hinreichend zu unterbinden: Wir fühlen uns müde und ausgelaugt. Hypericin hilft hier das in den Wintermonaten reduzierte Lichtangebot besser auszunützen. Unter seinem Einfluß kann die Zirbeldrüse auch mit dem verminderten Lichtangebot die Melatoninkonzentration über Tag in erforderlichem Maße senken. Folge: Müdigkeit und schlechte Laune verschwinden.

Ein weiteres Hormon, dessen Mangel insbesondere für die Herbst-Winter-Depressionen verantwortlich gemacht wird, ist das *Serotonin.* Die Flavonoide des Johanniskrauts wirkend hemmend auf ein Enzym ein, das maßgeblich für den Abbau des Serotonins verantwortlich ist. Folge: Johanniskraut erhöht die unserem Körper zur Verfügung stehende Menge an Serotonin. Als „Glückshormon" wird Serotonin unter anderem deswegen bezeichnet, weil es unser Gemüt zufrieden und glücklich stimmt. Serotonin eignet sich daher zur Therapie von Ängsten.

Der Inhaltsstoff *Hyperforin* verhindert das Wachstum von Keimen. Unter dem Einfluß von Johanniskraut heilen Verletzungen der Haut daher besser ab. Da die Substanz sehr hitze- und lichtempfindlich ist, findet sie sich nur in der grünen Pflanze oder im Öl des Johanniskrauts. Die ätherischen Öle wirken zudem bei Verletzungen kühlend und schmerzlindernd.

Die durchfallhemmenden Wirkung der *Gerbstoffe* macht das Johanniskraut zu einem vorzüglichen Heilmittel bei Infektionen des Magen-Darm-Bereichs.

Achtung!

Wenn Sie Johanniskraut einnehmen, egal, ob als Dragees oder Tee, sollten Sie keine Sonnenbäder nehmen und auch das Solarium meiden, weil unangenehme Hautreaktionen nicht auszuschließen sind.

Wie wird Johanniskraut angewendet?

Johanniskraut läßt sich im eigenen Garten bestens anbauen. Die prächtig gelb blühenden Pflanzen werden am besten Ende Juni geerntet, denn dann enthalten sie die höchste Wirkstoffkonzentration.

Aus der ganzen Pflanze wird der Tee hergestellt; kalt enthält er weniger Gerbstoffe und ist daher für viele Menschen mit empfindlichem Magen besser verträglich. Das sogenannte *Rotöl* wird aus den Blüten des Johanniskrauts gewonnen und wegen der Lichtempfindlichkeit von Hyperforin in dunklen Flaschen aufbewahrt.

Des Weiteren können Sie *Hypericum perforatum* als *Tinktur* oder als *Dragees* erhalten. Letztere sind meist hochdosiert, um die positiven Wirkungen auf Psyche und Nervensystem zu gewährleisten. Als Saft ist Johanniskraut ebenfalls im Handel. Auch *homöopathische Präparate* mit Johanniskraut sind in der Apotheke zu bekommen.

Rotöl

Das Johanniskrautöl wird aus den frischen Blüten der Pflanze hergestellt. Zerkleinern Sie dazu 2 Handvoll frische Blüten im Mörser. Dann füllen Sie 1/3 eines großen Glases, das man mit einem Schraubdeckel verschließen kann, mit den Blüten und gießen mit Olivenöl auf. Stellen Sie das Gefäß ungefähr 4 Wochen lang an einen sonnigen, zumindest aber warmen, ruhigen Platz. Danach seihen Sie das nun rote Öl durch ein Tuch ab und bewahren es dunkel auf.

Hier hilft Johanniskraut

Auf einen Blick

Johanniskraut wirkt bei depressiven Verstimmungen, Hauterkrankungen, Herz-Kreislauf-Erkrankungen, Magen-Darm-Beschwerden und Muskelverletzungen.

Die Domäne des Johanniskrauts sind leichte bis mittlere Depressionen bzw. depressive Verstimmungen. Hier haben sich Johanniskrautpräparate synthetischen Antidepressiva als ebenbürtig erwiesen.

Depressive Verstimmungen

Gut zu wissen

Johanniskraut hilft überall dort, wo nervöse Verstimmungen eine Rolle spielen. Haben Sie jedoch etwas Geduld: Die volle Wirkung entfaltet Johanniskraut erst etwa 3 Wochen nach Einnahmebeginn.

Aufgrund seiner Inhaltsstoffe und ihrer Wirkung auf unser Hormonsystem eignet sich *Hypericum perforatum* bestens zur Therapie leichter bis mittelschwerer Depressionen. Speziell den Stimmungstiefs in dunklen Wintermonaten ist mit hochdosierten Johanniskrautpräparaten gut zu begegnen. Auch die regelmäßige Einnahme von Tee hat sich bewährt. Die Wirksamkeit bei Depressionen konnte wissenschaftlich nachgewiesen werden.

Wie erwähnt, hängt unsere Stimmungslage in entscheidendem Maße mit dem Licht zusammen. Eine erfolgreiche Behandlung mit Johanniskraut setzt eine bestimmtes Mindestangebot von Licht voraus. Gönnen Sie sich also auch bei schlechtem Wetter ab und zu einen Spaziergang, damit Hypericum perforatum seine Wirkung entfalten kann.

Hauterkrankungen

Bei Verletzungen der Haut läßt sich Johanniskraut in Form von Rotöl oder als Tinktur einsetzen. Die keimtötende Wirkung des Hyperforins bewährt sich auch bei Lippen-Herpes oder Gürtelrose. Johanniskraut hilft ferner bei Verbrennungen, eitrigen Pickeln und kleineren Furunkeln.

Herz-Kreislauferkrankungen

Der hohe Anteil an Gerbstoffen fördert die Durchblutung des Herzmuskels. Bei regelmäßiger Anwendung kann somit das Herz gekräftigt und die Leistungsfähigkeit erhöht werden. Sollten Sie Probleme mit dem Herz haben, klären Sie diese jedoch auf alle Fälle zuerst mit Ihrem Arzt ab.

Magen-Darm-Beschwerden

Die Gerbstoffe sind auch für die Durchfall hemmende Wirkung von Johanniskraut verantwortlich. In Verbindung mit seinem keimtötenden Effekt eignet es sich daher zur Behandlung von Infektionen des Magen-Darm-Bereichs.

»Johanniskraut wirkt schmerzlindernd und beruhigend.«

Muskelverletzungen

Bei Zerrungen, Prellungen oder Quetschungen wirkt Johanniskrautöl schmerzlindernd; innerlich angewendet beruhigt Johanniskraut beispielsweise nach Sportunfällen die Nerven.

Kamille

Ein bißchen Geschichte

Die Kamille ist in Deutschland die bekannteste und beliebteste Heilpflanze überhaupt; kein anderes Naturheilmittel kommt ihr in dieser Beziehung gleich. Zum einen liegt dies an der langen Tradition, denn in den meisten Familien wird das Wissen um die Heilkraft der Kamille von Generation zu Generation weitergegeben. Zum anderen wird fast immer die reine Pflanze angewendet; Versuche, die wirksamen Bestandteile der Pflanze synthetisch herzustellen und anzuwenden, haben keinen durchschlagenden Erfolg gehabt. In diesem Sinne ist die Kamille ein reines Naturheilmittel geblieben.

»Bereits Dioskurides pries die Heilkraft der Kamille gegen Fieber, Gallenleiden und Augenkrankheiten.«

Die Herkunft der Kamille ist unsicher, vermutlich stammt sie aus Vorder- und Mittelasien. Seit der Antike ist sie im ganzen Mittelmeerraum und Europa nachweisbar. Schon im Ägypten der Pharaonen wurde sie als fiebersenkendes Mittel eingesetzt; der griechische Arzt Hippokrates aus Kos (460–370 v. Chr.) behandelte ebenfalls mit Kamille seine Patienten. Die ersten schriftlichen Nachrichten über die Kamille stammen von Dioskurides (1. Jahrhundert n. Chr.), dem berühmtesten Pharmakologen des Altertums, der erstmals die Heilkraft der Kamille gegen Fieber, Gallenleiden und Augenkrankheiten beschrieb. Auch die antiseptische und schmerzlindernde Wirkung war dem römischen Arzt wohlbekannt.

Im Mittelalter und der Neuzeit wurde die ebenfalls hochgeschätzt. Paracelsus, der berühmteste (und umstrittenste) Arzt des 16. Jahrhunderts, wußte um die krampflösenden Eigenschaften bei Magen- und Darmschmerzen. Damit kam er der Verwendung, wie sie heute üblich ist, sehr nahe. Den Chemikern und Pharmazeuten des 20. Jahrhunderts gelang es nach und nach, die Geheimnisse der Kamille zu entschlüsseln. Die entscheidenden Wirkstoffe konnten isoliert und zugeordnet werden; anders als bei anderen Heilkräutern blieb die reine Pflanze jedoch unersetzlich.

Die Kamille und ihre Verarbeitung

Die meisten der im Handel erhältlichen Kamillenblüten stammen aus gezieltem Anbau; neben Deutschland sind vor allem Ägypten, Bulgarien und Ungarn die Herkunftsländer. Gelegentlich werden die Blüten mit der Hand geerntet, ein aufwendiges aber sehr schonendes Verfahren. Normalerweise aber wird die Ernte auf großen Kamillenfeldern mit Maschinen eingebracht. Danach werden die Blüten getrocknet, zumeist durch warme Luft.

Ein kurzer botanischer Streifzug

Wenn im folgenden von Kamille die Rede ist, ist immer die **Echte Kamille** (*Matricaria chamomilla*) gemeint. Sie zählt zur Familie der Korbblütler, ist einjährig, wird rund einen halben Meter hoch und verzweigt sich nach oben doldenartig. Die Blätter sind dünn und federartig, der Blütenkopf ist halbkugelig, besitzt einen hohen Blütenboden und ist von ca. 20 weißen Zungenblüten umgeben. Die Pflanze blüht von Mai bis September hauptsächlich auf Äckern und Wiesen.

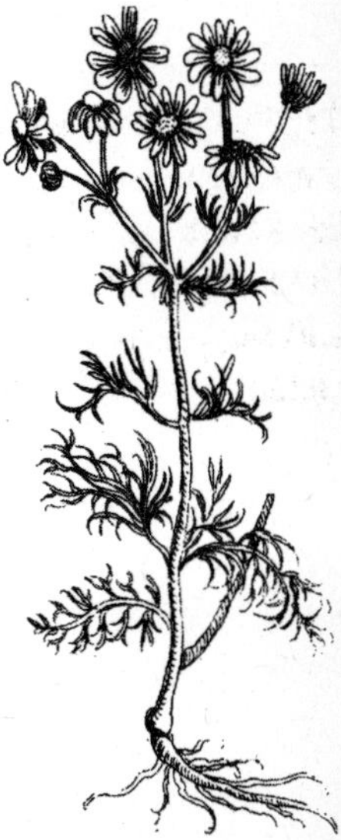

Echte Kamille *(Matricaria chamomilla)*

Für unsere Zwecke nicht geeignet ist die sog. **Hundskamille** (*Anthemis arvensis*), die keine Verwandtschaft mit

»Der Hauptwirkstoff der Kamille ist ein ätherisches Öl, das Terpene, Flavonoide und Schleimstoffe enthält.«

der Echten Kamille besitzt. Sie ähnelt ihr zwar und bevorzugt die gleichen Standorte, ist aber vom pharmakologischen Standpunkt aus betrachtet nutzlos bis schädlich. Kamillentee wirkt wohltuend; aus der Hundskamille bereitet, kann er Unverträglichkeiten hervorrufen. Um die beiden Arten zu unterscheiden, schneidet man am besten eine Kamillenblüte in der Mitte auf: Die Echte Kamille besitzt einen hohlen Blütenboden, die Hundskamille dagegen hat einen ausgefüllten und mit Spreublättern besetzen Boden. Letztere duftet auch nicht so stark und angenehm wie die Echte Kamille.

Die **Römische Kamille** (*Chamaemelum nobile*) ist mit der Hundskamille verwandt, besitzt aber ähnliche Inhaltsstoffe wie die Echte Kamille, doch in geringerer Konzentration; und ihre Heilkräfte sind dementsprechend reduziert.

Die **Strahlenlose Kamille** (*Matricaria discoidea* bzw. *suavolens*) wird ebenfalls wegen ihrer Heilwirkung genutzt. Wie ihr Name bereits andeutet, fehlt ihr der weiße Blütenkranz. Außerdem ist sie kleiner als die Echte Kamille und von eher buschigem Wuchs. Sie duftet gleichfalls kamillenartig; als Heilpflanze ist sie jedoch bedeutungslos, da sie keine entsprechenden Inhaltsstoffe besitzt.

Auch die **Strandkamille** (*Matricaria maritima*) und die **Geruchlose Kamille** (*Matricaria inodora*) sind unter medizinischem Aspekt ohne Nutzen, denn sie haben keine wirksamen Inhaltsstoffe.

Die Wirkstoffe von Kamille

Der Hauptwirkstoff der Kamille ist ein ätherisches Öl. Im Gegensatz zu den meisten anderen Pflanzenölen, die farblos sind, ist das der Kamille blau. Die wichtigsten Bestandteile dieses Öls sind Chamazulen und Bisabolol.

Das ätherische Öl der Kamille enthält wiederum die sog. Terpene, pflanzliche Duftstoffe. Sie spielen eine entscheidende Rolle bei der heilsamen Wirkung der Kamille als antiseptisches und krampflösendes Mittel. Daneben haben sie einen heilenden Effekt bei Magen-Darm-Krankheiten und Irritationen der Schleimhäute, um nur die wichtigsten Anwendungsmöglichkeiten zu nennen.

Neben den Terpenen sind es vor allem die *Flavonoide*, die der Kamille ihre Wirksamkeit verleihen. Es handelt sich um Gerb- und Farbstoffe der Pflanze, die beim Menschen u.a. entzündungshemmend wirken.

Als dritte Gruppe haben sich die *Schleimstoffe* der Kamille als wichtiger Inhaltsstoff herauskristallisiert. Sie schützen die Schleimhäute und verhindern Entzündungen.

Gut zu wissen

Die Blüten der Pflanze besitzen zahlreiche Drüsen, die ein ätherisches Öl enthalten. Die Kamille braucht es als Lockduftstoff für Insekten und zur Abwehr bestimmter Krankheiten. Es ist verantwortlich für den kräftigen Duft, der die Pflanze für uns so wohltuend erscheinen läßt.

Wie wird Kamille angewendet?

Der große Vorteil der Kamille besteht in ihrer einfachen Anwendung: Für einen Kamillentee oder -aufguß brauchen Sie lediglich die getrockneten Blüten. Daneben gibt es noch Kamillentinktur und Kamillenöl.

■ **Kamillentee.** Der in Apotheke, Reformhaus oder Kräuterladen erworbene Tee ist durchweg von hervorragender Qualität; möchte man Kamille nicht selber sammeln, sind dies besten Bezugsquellen.

Zubereitung: Geben Sie in eine große Tasse 1 gehäuften Eßlöffel Kamillenblüten, und übergießen Sie diese mit heißem Wasser. Dann die Tasse abdecken (ätherische Öle sind flüchtig!), den Tee 10 Minuten ziehen lassen und abseihen. Für Kinder reicht 1/2 Eßlöffel Kamillenblüten.

Innere Anwendung: bei Blähungen, Durchfall, Magengeschwüren und Menstruationsbeschwerden.

Äußere Anwendung: bei Halsschmerzen (Gurgeln), Mund- und Zahnfleischentzündungen.

Kamillenaufguß. *Zubereitung:* Geben Sie 1 Eßlöffel Kamillenblüten in eine Tasse, übergießen Sie diese mit heißem Wasser und lassen Sie die Mischung 10 Minuten ziehen. Danach seihen Sie den Aufguß ab und stellen ihn kühl.

Äußere Anwendung: Bei einem Reizmagen haben sich Kamillenwickel auf dem Unterbauch empfohlen: Den mit lauwarmem Kamillenaufguß getränkten Wickel läßt man 15 Minuten einwirken.

Kamillentinktur. Tinkturen sind Auszüge aus Heilpflanzen, die mit hochprozentigem Alkohol hergestellt werden. Man kann sie selber herstellen oder in der Apotheke kaufen. Die Kamillentinkturen besitzen gegenüber dem Tee eine höhere Konzentration an Wirkstoffen und daher auch eine größere Heilkraft.

»Fast alle Kamillenpräparate erhalten Sie in Apotheken und Naturheilläden.«

Zubereitung: 20 Gramm Kamillenblüten werden klein gehackt und in 100 ml 70%igem Alkohol ein paar Wochen eingelegt. Danach abseihen und in ein dunkles Gefäß füllen.

Innere Anwendung: bei Magengeschwüren und Nierenleiden.

Äußere Anwendung: bei Entzündungen im Mund- und Rachenraum.

Kamillenöl. Diese Ölzubereitungen gibt es in Apotheken und Naturheilläden. Sie sind sehr beliebt und einfach anzuwenden.

Äußere Anwendung: als Massageöl zur Entspannung oder Linderung verschiedener Hautkrankheiten. Auch als Badezusatz hat sich Kamillenöl sehr gut bewährt.

Kompressen. Ein Leintuch wird mit lauwarmem Kamillentee getränkt, ausgedrückt und auf die betreffende Stelle gelegt.

Anwendung: bei Kopfschmerzen, Hautentzündungen.

Vollbad. *Zubereitung:* Zwei Hände voll Kamillenblüten gibt man in einen Topf, übergießt sie mit heißem Wasser, läßt die Mischung 10 Minuten ziehen und schüttet die abgeseihte Lösung in das Badewasser.

Äußere Anwendung: bei Abgespanntheit, Hauterkrankungen.

■ **Inhalationsbad.** Übergießen Sie 2 Eßlöffel Kamillenblüten mit kochendem Wasser, und lassen Sie alles 2 Minuten ziehen. Geben Sie ein Handtuch über Ihren Kopf sowie die Schüssel, und inhalieren Sie die aufsteigenden Dämpfe. Seien Sie wegen des heißen Dampfs vorsichtig! Atmen Sie die Dämpfe solange ein, bis sie abgekühlt sind.

Anwendung: bei Schnupfen, Heiserkeit Erkältungen, Bronchitis und Husten.

■ **Wickel.** Tränken Sie ein Leintuch mit Kamillentee, wringen Sie es aus, und wickeln Sie es um die betreffende Stelle. Darüber wird ein weiteres, aber trockenes Tuch gelegt. Beide Tücher werden dann mit einem Frottiertuch umwickelt. Die Wickel sollten Sie ca. 2 Stunden einwirken lassen. Bewährt haben sich Hals-, Brust- und Bauchwickel.

Anwendung: Halswickel sind bei Halsschmerzen und Schluckbeschwerden angezeigt, Brustwickel empfehlen sich bei Erkältungen und Husten, Bauchwickel bei Blähungen, Durchfall und Erbrechen.

Hier hilft Kamille

Auf einen Blick

Kamille hilft bei Husten, Nasennebenhöhlenentzündung, Schnupfen, Akne, Dermatitis, Insektenstichen, Sonnenbrand, Verbrennungen, Wundsein, Kinderkrankheiten (verdorbenem Magen, Bauchschmerzen, Schnupfen), chronischer Magenerkrankung, Erbrechen, Magenschleimhautentzündung, Verstopfung, Infektionen im Mundbereich, Mundgeruch, Zahnbeschwerden.

Kamille wirkt bei einer ganzen Reihe diverser Beschwerden; die wichtigsten Anwendungsgebiete werden im folgenden in Kürze vorgestellt. Erläuterungen zu den Anwendungsformen stehen im voraufgegangenen Abschnitt.

Erkältungskrankheiten

»Bei Erkältung empfehlen sich insbesondere Kamillentee und Inhalationen mit Kamille.«

Husten

Der durch eine Infektion der Atemwege verursachte Husten ist meist unmittelbar durch eine Verschleimung der Atemwege bedingt. Der zähe Schleim kann nach einem Inhalationsbad viel leichter abgehustet werden; auch Kamillentee hat sich gut bewährt. Bei hartnäckigem Husten sollte eine Kamillenkur in Erwägung gezogen werden: Machen Sie mehrmals täglich ein Inhalationsbad, und trinken Sie fleißig Kamillentee; dies alles über mehrere Tage. Ihre Beschwerden werden bald nachlassen. Falls dies nicht der Fall ist, sollten Sie einen Arzt konsultieren, damit weitere mögliche Komplikationen ausgeschlossen werden.

Nasennebenhöhlenentzündung

Umfangreichere Entzündungen der Nasennebenhöhlen und ihrer Schleimhäute können durch Inhalationsbäder bekämpft werden. Die abschwellende und entzündungshemmende Wirkung der Kamille wirkt auch hier.

Schnupfen

Bei einem Schnupfen ist die Kamille gut geeignet, kurzfristig Besserung zu verschaffen. Ein heißer Kamillenaufguß als Inhalationsbad läßt die Schwellung der Schleimhäute der Nase zurückgehen; der zähe Schleim in Nase und Nebenhöhlen wird flüssig und kann ablaufen, die Nase wird wieder „frei“. 5 Inhalationsbäder pro Tag haben sich bewährt. Auch bei chronisch verstopfter Nase können diese Bäder Wunder wirken.

Hauterkrankungen

Akne

Viele, und besonders junge Menschen leiden unter Akne. Schon eine Waschcreme aus Kamille hilft oft. Eine Gesichtskompresse mit Kamillenlösung wirkt leicht desinfizierend und talglösend; auch Gesichtswaschungen mit Kamillentee haben sich bewährt. Bei heftigerem Verlauf von Akne wird ein Arzt entsprechende Medikamente einsetzen; die Kamillenbehandlung sollte trotzdem erfolgen.

Dermatitis

Dermatitis ist eine recht komplexe Hauterkrankung; wer dazu neigt, kann sie gut mit Kamillenkompressen oder Kamillenbädern in Schach halten.

»Gesichtskompressen mit Kamillelösung sowie Waschungen mit Kamillentee wirken leicht desinfizierend und talglösend.«

Insektenstiche

Bei Insektenstichen sollten Sie die Stelle mit etwas Kamillenlösung betupfen. So wird der Juckreiz gestillt und die Einstichstelle desinfiziert. Falls allergische Reaktionen auftreten, müssen Sie sofort in ärztliche Behandlung!

Sonnenbrand

Bei einem Sonnenbrand kühlt eine Kamillenkompresse die verbrannte Hautpartie und desinfiziert sie gleichzeitig; die Schmerzen werden gemildert. Die Kompresse sollte so lange angewendet werden, bis die Hautschädigungen abgeklungen sind.

Verbrennungen

Bei Verbrennungen der leichteren Art sollte die betroffene Stelle erst gekühlt und anschließend mit einer kalten

Kamillenkompresse weiterbehandelt werden. So läßt sich der Schmerz lindern und eine Infektion verhindern. Diese Methode gilt nur für leichte Verbrennungen; bei schweren oder großflächigen Verbrennungen müssen Sie unbedingt zum Arzt!

Wundsein

Bei Wanderungen kommt es häufig vor, daß man sich einen „Wolf" läuft. Die wundgeriebenen Hautstellen sind meist gerötet und schmerzen. Eine Kamillenkompresse verschafft hier schnelle Linderung.

Kinderkrankheiten

»Kamille ist das ideale Heilmittel für Kinder.«

Für Kinder ist Kamille ein ideales Heilmittel: Sie kann Schmerzen lindern und ist bei fast allen leichteren Beschwerden hilfreich. Hinzu kommt ihre „milde" Wirkungsweise; oft lassen sich so schwerere Medikamente vermeiden. Für alle folgenden Anwendungen mit Kamille gilt auch und besonders hier: Wenn die Beschwerden in absehbarer Zeit nicht nachlassen, ist auf jeden Fall ein Arzt zu befragen!

Bauchschmerzen

Klagt ihr Kind über Bauchschmerzen, sollten Sie einen Bauchwickel anlegen. Dieser kann ruhig so warm sein, wie das Kind ihn gerade noch verträgt.

Verdorbener Magen

Hat sich Ihr Kind mal den Magen verdorben, geben Sie ihm reichlich Kamillentee; der überreizte Magen wird so beruhigt. Erfahrungsgemäß ist dieser Tee bei Kindern nicht übermäßig beliebt; trotzdem sollten Sie ihn ungesüßt verabreichen.

Schnupfen

Bei Schnupfen eignet sich auch für Kinder ein nicht zu heißes Inhalationsbad mit Kamille.

Magen-Darm-Beschwerden

Chronische Magenerkrankung

Liegt eine chronische Magenreizung oder -erkrankung vor, kann man über einen zeitlich unbegrenzten Zeitraum hinweg Kamillentee trinken. Auf jeden Fall sollte aber ein Arzt konsultiert werden, um eine ernstere Krankheit auszuschließen.

»Bei ernsthaften und länger andauernden Magen-Darm-Erkrankungen müssen Sie unbedingt einen Arzt konsultieren!«

Erbrechen

Besonders erfolgreich kann Kamille bei Erbrechen eingesetzt werden. Nachdem der Mageninhalt erbrochen wurde, dauern die Krämpfe weiterhin an. Warmer Kamillentee beruhigt in dieser Situation die überreizten Magennerven, neutralisiert die Magensäure und gleicht den Flüssigkeitsverlust aus. Auch längere Zeit danach ist Kamillentee ein Labsal für den Magen. Hören die Brechkrämpfe nicht auf, muß ärztlicherseits nach den Ursachen geforscht werden!

Magenschleimhautentzündung

Bei einer akuten Magenschleimhautentzündung sollte man mit einer Kamillentee-Kur beginnen, d.h. etwa 1 Monat lang jeden Tag mehrere Tassen Tee zu sich nehmen.

Verstopfung

Auch sie kann erfolgreich mit Kamillentee oder Kamillenbauchwickeln behandelt werden.

Erkrankungen im Mundbereich

Infektionen

Mund- und Rachenraum werden oft von lästigen Entzündungen geplagt, Pilzbefall und Virus-Erkrankungen sind hier verbreiteter, als man glaubt. Kamillentinktur oder Kamillentee können durch ihre antiseptische Wirkung entscheidend zu einer Gesundung beitragen.

Bei den sog. *Fieberbläschen* (durch Viren oder Bakterien verursachte, recht schmerzhafte Bläschen im Mund) sollten Sie mit einer Kamillenlösung mehrmals täglich spülen.

Ist die *Mundschleimhaut* entzündet, wird man ebenfalls mit Kamillenspülungen vorgehen. Nach einigen Tagen sollte eine Besserung eingetreten sein.

Auch bei anderen Veränderungen im Mund- und Rachenraum, wie z. B. einer *Pilzinfektion,* kann auf jeden Fall mit einer Kamillenlösung gespült werden. Der Arzt wird bei größeren Beschwerden Antibiotika oder ein pilztötendes Mittel verordnen; unterstützen Sie diese Therapie mit der Heilkraft der Kamille.

» Die antibakterielle Wirkung von Kamille hilft vor allem bei der Behandlung von Entzündungen im Mund- und Rachenraum. «

Falls Sie von einer *Mandelentzündung* heimgesucht werden, müssen Sie mit starken *Schluckbeschwerden* und *Halsschmerzen* rechnen. Hier kommt die antibakterielle Wirkung der Kamille zum Zuge: Spülen Sie den Mund mehrmals täglich mit warmem Kamillentee, und gurgeln Sie häufig damit, so daß auch die entzündeten Mandelbereiche umspült werden. Klingen die Symptome nach einigen Tagen nicht ab, befragen Sie einen Arzt; möglicherweise müssen stärkere Mittel eingesetzt werden. Einer Zusatzbehandlung mit Kamille steht jedoch nichts im Wege.

Mundgeruch

Mundgeruch muß nicht unbedingt ein Zeichen mangelnder Zahnpflege sein; bei vielen Menschen ist eine Entzündung z. B. der Mundschleimhaut seine Ursache. Neben der üblichen Zahnhygiene sollte man mehrmals täglich mit Kamillentinktur oder Kamillentee spülen. Der Zeitraum kann eine Woche betragen; falls der Mundgeruch danach nicht zurückgegangen ist, sollte allerdings ein Arzt nach möglichen Ursachen forschen.

Zahnbeschwerden

»Gegen Mundgeruch hilft im Normalfall die tägliche Spülung mit Kamillentinktur oder -tee.«

Blutendes Zahnfleisch deutet auf eine Entzündung; meist ist es überdies geschwollen. Putzen Sie gründlich die Zähne, und spülen Sie danach mit einer Kamillenlösung. Läßt der Zustand nicht nach, sollte ein Zahnarzt konsultiert werden.

Zahnschmerzen können Sie mildern, indem Sie mehrmals täglich mit einer Kamillenlösung spülen. Auch hier sollte bei unklarer Ursache ein Besuch beim Zahnarzt anstehen.

Falls Ihnen ein *Zahn gezogen* wurde, können Sie den Heilungsprozeß durch häufiges Spülen mit Kamillenlösung fördern; zudem beugen Sie einer Wundinfektion vor. Auch bei „harmloseren" Zahnbehandlungen können Sie anschließend stets mit Kamille spülen; die Heilung wird desto schneller einsetzen.

Kefir

Ein bißchen Geschichte

Wir verbinden Kefir oft mit einem werbewirksamen rüstigen Greis aus dem Kaukasus oder Rumänien, der sich im hohen Alter von über 100 Jahren bester Gesundheit erfreut. Diese hohe Lebenserwartung wird von einigen Forschern dem in diesen Regionen lebenslang genossenen Kefir zugeschrieben, der den Menschen eine besonders starke Abwehrkraft und infolgedessen ein hohes Alter bescheren soll. Nach einer tatarischen Sage ist Kefir ein Geschenk Allahs. Es heißt, daß Allah vom Himmel auf die Erde gekommen sei, um das Kefir-Ferment einem kranken tatarischen Greis zu geben, der besonders eifrig die verhaßten Christen verfolgt hatte. Allah schenkte ihm das Ferment, damit er und sein Stamm nie wieder Hunger leiden mußten.

Wie wird Kefir hergestellt?

»Basis von allen Kefirgetränken ist der Kefirpilz *Candida kefyr.*«

Welchen Ursprung das Kefir-Ferment und das daraus hergestellte Getränk – der Kefir – wirklich haben, wird wohl nie mit Sicherheit festgestellt werden können. Sehr wahrscheinlich war es einfach Zufall, daß Hefepilze irgendwann einmal in die Milch gelangten und sich dort mit anderen Makroorganismen verbanden. Dabei veränderten sich die Hefepilze und wurden zu dem, was wir heute den Kefirpilz oder das Kefirferment nennen.

Basis des Kefirgetränks ist der typische Kefirpilz *Candida kefyr.* Zusammen mit den Milchsäurebakterien bildet er den Kefirpilz, ein knollenartiges Gebilde aus weichen, weißlich-durchsichtigen knorpelartigen Körnern. Versetzt man Milche mit dem Kefirpilz, entsteht ein leicht prickelndes Getränk, das leicht säuerlich schmeckt sowie Hefe und geringe Mengen Alkohol enthält.

Zwar kann man Kefir-Fertigprodukte heute in jedem Supermarkt, Reformhaus und Naturkostladen kaufen, doch enthalten sie meist kaum Hefepilze. Deshalb sollten Sie das Getränk selbst herstellen. Wichtigstes Utensil ist der Kefirpilz. Wer keinen eigenen besitzt, kann im Reformhaus auch Kefirferment kaufen.

»Da Kefir-Fertigprodukte zumeist kaum Hefepilze enthalten, sollte man Kefir stets selber herstellen.«

Kefir selber machen

- Schütten Sie 1 Liter Milch in eine saubere, verschließbare Flasche.
- Geben Sie den Kefirpilz (ungefähr 20 Gramm) in die Milch, oder rühren Sie das Kefirferment unter.
- Lassen Sie den Ansatz im verschlossenen Glas 1 bis 2 Tage an einem lichtgeschützten Ort bei Zimmertemperatur gären.
- Dann gießen Sie alles über ein Sieb ab, um den Kefirpilz vom Getränk abzutrennen.

Den Pilz können Sie direkt für den nächsten Ansatz verwenden. Möchten Sie dagegen damit noch warten, waschen Sie die Knolle mit Wasser ab, und frieren Sie sie ein. Das fertige Kefirgetränk hält sich im Kühlschrank zwar bis zu 14 Tage, es schmeckt am ersten Tag jedoch am besten.

Die Wirkstoffe von Kefir

Kefir enthält die Vitalstoffe der jeweils verwendeten Milch. So ist Kefir aus Schafsmilch reich an Eisen, Kalzium, Jod und Niazin. In Kefir aus Ziegenmilch findet sich viel Vitamin D und in Kefir aus Kuhmilch Folsäure und Kobalamin. Doch weitaus wichtiger für die gesundheitsfördernde Wirkung ist das Zusammenspiel von Milchsäurebakterien und Hefepilzen. Sie werden im Körper aktiv, schützen die Darmflora und verhindern Fäulnisprozesse im Darm. Sie wirken aber auch indirekt, indem sie den Gehalt der Milch an Vitaminen der B-Gruppe erhöhen. Weitere in Kefir enthaltene Fitmacher sind die während des Gärungsprozesses entstehende Kohlensäure, der Alkohol – durchschnittlich 0,002 bis 0,005% – und hochwertige Proteine.

Hier hilft Kefir

Auf einen Blick

Kefir hilft bei Abwehrschwäche, Gicht, erhöhtem Blutfettspiegel, Darmträgheit, Verstopfung, Durchfall sowie zur Darmkrebsprävention.

Kefir bzw. die darin enthaltenen Milchsäurebakterien bringen die aus dem Gleichgewicht geratene Darmflora wieder ins Lot und unterstützen damit auch das Immunsystem.

Abwehrschwäche

Kefir bzw. die im Getränk enthaltenen Milchsäurebakterien stärken das Immunsystem. Die Immunglobulin-Konzentration – Eiweißstoffe, die körperfremde Krankheitserreger töten, wird erhöht. Verantwortlich für ein geschwächtes Immunsystem ist oft auch eine gestörte Darmflora. Milchsäurebakterien – wie sie im Kefir vorkommen – bilden auf der Darmschleimhaut eine hochaktive Schutzbarriere, die den Körper vor Krankheitserregern schützt. Eine intakte Darmflora ist daher ebenfalls Voraussetzung für eine starke Abwehr. Zu diesem Zweck trinken Sie jeden Tag bis zu 2 Gläser Kefir.

Da die im Kefir enthaltenen Milchsäurebakterien das Immunsystem stärken, können Sie mit Kefir auch Infektionen vorbeugen. Sollten Sie wegen einer Infektion doch einmal Antibiotika einnehmen müssen, können Sie mit Kefir deren Nebenwirkungen wie z.B. Durchfall reduzieren. Während einer Therapie mit Antibiotika sollten Sie morgens 2 Stunden nach und abends 2 Stunden vor der Medikamenteneinnahme jeweils 1 Glas Kefir trinken. Ist die Behandlung abgeschlossen, sollten Sie noch 4 Wochen lang täglich 3 Gläser Kefir trinken.

»Mit Kefir kann man Infektionen vorbeugen, weil die enthaltenen Milchsäurebakterien das Immunsystem stärken.«

Gicht

Kefir hemmt die Synthese der Arachnidonsäure. Diese spielt im Entzündungs- und Schmerzprozeß – den beiden Leitsymptomen der Gicht – eine wesentliche Rolle. Wird ihre Konzentration reduziert, fehlt praktisch das Signal, das die Entzündungs- und Schmerzkaskade in Gang setzt. Trinken Sie täglich 3 Gläser Kefir, bevorzugen Sie jedoch fettarme Produkte. Wenn Sie Übergewicht haben, sollten Sie überdies versuchen, abzunehmen.

Kefir kann allerdings die notwendige medikamentöse Therapie der Gicht nicht ersetzen, aber sie effektiv unterstützen.

Herz-Kreislauferkrankungen

Erhöhter Blutfettspiegel

Heute gilt als wissenschaftlich gesichert, daß der Genuß von täglich mindestens 650 Gramm Milchsäureprodukten wie Kefir den Cholesterinspiegel reduziert. Man vermutet, daß die Milchsäurebakterien die Cholesterinmoleküle im Darm binden. In diesem Zustand können letztere nicht über die Darmwand in den Blutkreislauf gelangen, sondern werden zusammen mit den Milchsäurebakterien ausgeschieden.

»Mit Milchsäureprodukten wie Kefir läßt sich der Cholesterinspiegel reduzieren.«

Magen-Darm-Beschwerden

Darmkrebsprävention

Wie Kombucha (siehe Seite 160) und Sauerkraut (siehe Seite 200) kann auch Kefir wahrscheinlich der Entstehung von Darmkrebs vorbeugen. Nehmen Sie täglich 2 bis 3 Gläser zu sich.

Weitere Erkrankungen, bei denen Kefir vorbeugend oder unterstützend eingesetzt werden kann:

Appetitmangel, Blutarmut, chronische Erschöpfung, Darmentzündungen, Harnsteinleiden, Harnwegs- und Blasenentzündung, Konzentrationsschwäche, Magenschleimhautentzündung, Milchunverträglichkeit, Osteoporose, Sodbrennen.

Darmträgheit, Verstopfung

Die Bitterstoffe im Kefir fördern die Verdauung. Diese Wirkung setzt ungefähr 20 bis 30 Minuten nach Verzehr des Kefirs ein. Milch- und Kohlensäure motivieren den trägen Darm – man darf jedoch nicht zuviel davon zu sich nehmen. Trinken Sie jeden Tag 1 Glas Kefir. Unterstützen Sie die abführende Wirkung des Kefirs, indem Sie ballaststoffreiche Lebensmittel wie Vollkornbrot, Müsli etc. zu sich nehmen. Essen Sie viel Obst.

Durchfall

Es klingt paradox, aber ebenso wie gegen Verstopfung sind die Milchsäurebakterien im Kefir auch gegen Durchfall eine potente Waffe. Ihre entsprechende Wirkung ist wissenschaftlich erwiesen. Bei akutem Durchfall sollten Sie weitgehend auf Nahrung verzichten. Eine Ausnahme bilden Äpfel: Essen Sie alle 2 bis 3 Stunden ein paar ungeschälte Apfelstückchen, und trinken Sie zwischendurch jeweils 1 Glas Kefir.

Achtung!

Sie müssen unbedingt den Arzt aufsuchen,

- wenn der Durchfall länger als 2 Tage anhält,
- wenn Fieber und Gliederschmerzen dazukommen oder Blut im Stuhl ist,
- wenn der Durchfall im Anschluß an eine Fernreise auftritt.

Knoblauch

Ein bißchen Geschichte

Schon im Altertum war Knoblauch als Heilmittel gegen viele Beschwerden und Erkrankungen sehr begehrt. Erste schriftliche Überlieferungen über seine Verwendung existieren aus der Zeit, in der die Cheops-Pyramide gebaut wurde. Arbeiter streikten, wenn ihnen die tägliche Knoblauchration vorenthalten wurde. Sie wußten, daß der Knoblauch ihre Leistungsfähigkeit erhöhte und sie vor Infektionen schützte.

»Bereits im Altertum kannte man die heilende Wirkung von Knoblauch.«

Auch die Sumerer kannten und schätzten Knoblauch als Gewürz und Arzneimittel. So kann man es Keilschrifttafeln aus der Zeit rund 2500 v. Chr. entnehmen. Bei den Griechen empfahl Hippokrates Knoblauch zur Heilung von Darm-, Magen- und Lungenerkrankungen. Für die arme Bevölkerung des alten Roms galt Knoblauch als Allheilmittel. Im Mittelalter schätzte man den Knoblauch als Mittel, um den Geschlechtstrieb zu fördern. Die heilige Hildegard von Bingen setzte Knoblauch gegen Gelbsucht ein.

Der Knoblauch zählt zu den wenigen Gewürzpflanzen, die gleichzeitig sehr wirksame Heilpflanzen sind. Seinen Siegeszug als Gewürz trat der Knoblauch bei uns vor rund 20 Jahren an, als er Einzug in die deutsche Küche hielt. In den südlichen Ländern schätzte man ihn diesbezüglich schon seit sehr langer Zeit.

Ein kurzer botanischer Streifzug

Der Knoblauch (*Allium sativum*) gehört wie seine Verwandten, die Küchenzwiebel, der Lauch und der Bärlauch, zu der ungefähr 700 Arten umfassenden Familie der Liliengewächse. Ausgehend von seiner ursprünglichen Heimat Zentralasien, wurde er nahezu über den gesamten Erdball verbreitet. Heute findet man ihn hauptsächlich in China, Korea, Japan, Indien, Thailand, Ägypten, Spanien, Südfrankreich, Italien sowie in den Ländern Osteuropas und des Balkans. Aber auch in Kalifornien und Argentinien wird Knoblauch angebaut.

Knoblauch braucht lockeren und humusreichen Boden. Die Pflanze wird 30 bis 90 cm hoch. Sie hat viele Wurzeln, rötlich-weiße Blüten und schlanke Blätter. Zwischen Juni und August blüht die Knoblauchpflanze. Sobald ihre Blätter abgestorben sind (September/Oktober), erntet man ihre Zwiebel, die von mehreren Zehen umgeben ist.

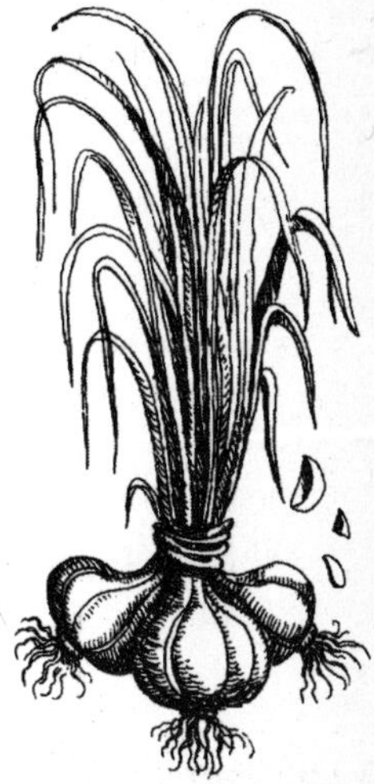

Knoblauch
(Allium sativum)

Die Wirkstoffe von Knoblauch

Hauptsächlich enthält Knoblauch schwefelhaltige Verbindungen, deren Ausgangssubstanz das Alliin ist. In der Knoblauchzehe, räumlich von Alliin getrennt, findet man das Enzym Alliinase. Wird die Knoblauchzehe zerschnitten, gekaut oder in der Knoblauchpresse zerdrückt, treffen die beiden Substanzen aufeinander. Mit Hilfe des Enzyms Alliinase bildet sich dann aus Alliin das Allicin, das nicht nur für die heilende Kraft des Knoblauchs, sondern auch für seinen typischen Geruch verantwortlich ist. Im Knoblauch findet man aber auch noch andere Wirkstoffe, z.B. Enzyme, Aminosäuren und Substanzen, die ähnlich wirken wie die weiblichen und männlichen Sexualhormone.

In den letzten Jahrzehnten hat sich die medizinische Forschung intensiver mit der heilenden Wirkung des Knoblauchs beschäftigt. Er besitzt eine sehr breite Wirkpalette, die mittlerweile durch medizinische Studien mit standardisierten Knoblauchpräparaten bestätigt wurde.

» Knoblauch erweitert nachgewiesenermaßen die Blutgefäße und verbessert damit die Fließeigenschaften des Blutes; darüber hinaus besitzt Knoblauch durch den Stoff „Allicin" keimtötende Wirkung. «

■ **Gut fürs Blut.** Es ist wissenschaftlich gesichert, daß Knoblauch die Blutgefäße erweitert und die Fließeigenschaften des Blutes verbessert. Damit werden die Durchblutung gefördert und der Blutdruck gesenkt. Außerdem wirkt Knoblauch antioxidativ, d.h. er fängt die schädlichen freien Sauerstoffradikale ab und zerstört sie. Ferner beeinflußt er die Blutfettspiegel positiv und verhindert, daß sich Cholesterin an den Gefäßwänden ablagert. Auf diese Weise wird das Risiko, daß sich eine Arteriosklerose entwickelt, drastisch reduziert.

■ **Schlecht für Krankheitserreger.** Die Inhaltsstoffe des Knoblauchs können Krankheitserreger abtöten bzw. deren Wachstum hemmen. Im Labor stellte man fest, daß frischer Knoblauchsaft selbst in einer Verdünnung von 1:125.000 verschiedenen Bakterien, die Atemwegs- oder Magen-Darm-Erkrankungen und -entzündungen auslösen, in ihrem Wachstum bremsen. Auch Viren, Hefen und Pilze bleiben von dieser Wirkung des Knoblauchs nicht verschont.

Verantwortlich für diesen keimtötenden Effekt des Knoblauchs ist das Allicin, das man deshalb als „natürliches Antibiotikum" bezeichnen könnte. Versuche haben gezeigt, daß Allicin überdies das Wachstum sogenannter resistenter Erreger hemmt, also auch von solchen Keimen, die auf ein Antibiotikum nicht mehr ansprechen.

Nicht ohne den Arzt!

Ersetzen Sie keinesfalls eigenmächtig ein vom Arzt verordnetes Antibiotikum durch Knoblauch. Schwere, durch Bakterien, Viren oder Pilze verursachte Erkrankungen müssen immer vom Arzt behandelt werden. Fragen Sie ihn, ob und wie Sie Knoblauch eventuell zusätzlich einsetzen können.

Gut für den erhöhten Blutzuckerspiegel. Eine dritte klinisch erwiesene Wirkung des Knoblauchs ist sein positiver Einfluß auf den erhöhten Blutzuckerspiegel bei Diabetikern. Auch hier ist Allicin die hauptverantwortliche Wirksubstanz. Seine Umwandlungsprodukte erhöhen die Wirksamkeit des Insulins, wodurch die Zellen aus dem Blut mehr Zucker aufnehmen und der Blutzuckerspiegel sinkt.

»Allicin hat einen positiven Einfluß auf einen erhöhten Blutzuckerspiegel.«

Weitere Wirkungen. Außerdem werden für den Knoblauch folgende gesundheitsfördernden Eigenschaften diskutiert: Er

- wirkt gegen Darmparasiten,
- hemmt Entzündungen,
- fördert die Verdauung,
- wirkt vorbeugend gegen Krebserkrankungen,
- stärkt das Abwehrsystem,
- schützt die Zellen vor Umweltgiften und
- verbessert das Allgemeinbefinden.

Wie wird Knoblauch angewendet?

Ebenso wie die meisten pflanzlichen Naturheilmittel, muß man auch Knoblauch über längere Zeit hinweg einnehmen, um in den Genuß seiner vielfältigen Wirkungen zu kommen. Als Regel gilt: täglich 3 Gramm frischer Knoblauch, was 3 kleinen Knoblauchzehen bzw. 900 mg Knoblauch-Trockenpulver oder 9 Dragees entspricht.

■ **Frischer Knoblauch.** Frischen Knoblauch können Sie Ihren täglichen Mahlzeiten zugeben. Wenn Sie Knoblauch roh mögen, sollten Sie Rücksicht auf Ihre Mitmenschen nehmen, denn nicht jeder empfindet den Knoblauchgeruch als angenehm.

■ **Knoblauchsaft.** Fertigen Knoblauchsaft können Sie im Reformhaus kaufen, doch Sie können ihn auch ganz einfach selbst herstellen. Hier das Rezept: 5 Knoblauchzehen schälen, mit der Knoblauchpresse zerdrücken oder sehr fein hacken. Dann mit 5 Teelöffeln Honig vermischen, 250 ml lauwarmes Wasser hinzugeben und alles 10 Minuten ziehen lassen. Gießen Sie den Saft durch ein Tuch oder ein sehr feines Sieb ab.

»Fertige Knoblauchprodukte erhält man in jedem Reformhaus.«

■ **Dragees.** Wenn Sie frischen Knoblauch nicht so sehr schätzen, können Sie auf Dragees zurückgreifen, die durch schonende Trocknung gewonnenes Knoblauchpulver enthalten. Hinsichtlich der Wirksamkeit besteht zwischen dem frischen Knoblauch und den Dragees keinerlei Unterschied.

■ **Knoblauchkapseln.** In Reformhäusern und Apotheken gibt es Knoblauchkapseln mit einem öligen Knoblauchauszug. Ihr Wirkstoffanteil liegt jedoch weit unterhalb dem des frischen Knoblauchs oder der Dragees.

Was tun gegen Knoblauchgeruch?

- Der Kräuterpfarrer Künzle empfahl, nach dem Genuß von Knoblauch grüne Kräuter zu kauen, beispielsweise Petersilie, Pfefferminze oder Majoran.
- Es gibt in der Apotheke auch chlorophyllhaltige Dragees, die den Knoblauchgeruch vertreiben sollen.
- Da Knoblauch auch über die Haut ausgedünstet wird, müssen Sie peinlich genau auf die Körperhygiene achten.

Hier hilft Knoblauch

Auf einen Blick

Knoblauch hilft bei Alterserscheinungen, Atemwegserkrankungen, Erschöpfung, Herz-Kreislauf-Beschwerden, Hauterkrankungen und Magen-Darm-Problemen.

Alterserscheinungen

Selbstverständlich kann auch Knoblauch den physiologischen, d.h. natürlichen Alterungsprozeß nicht stoppen, aber Sie können Beschwerden, die im Alter häufiger auftreten, mit Knoblauch vorbeugen. Nehmen Sie deshalb bereits in jungen Jahren täglich Knoblauch zu sich – am besten frischen. Aber auch Dragees und Kapseln helfen.

Atemwegserkrankungen

Bronchitis, Erkältung

Bei leichten Formen der Bronchitis, unter der vor allem Kinder und ältere Menschen leiden, hat sich Knoblauch als effektives Mittel bzw. Begleittherapeutikum bewährt. Er lindert die Entzündung der Atemwege, wirkt schleimlösend und erleichtert das Abhusten. Nehmen Sie deshalb bei den ersten Anzeichen einer Bronchitis oder Erkältung frischen Knoblauch zu sich, z.B. den Saft von 5 Zehen. Bei schwerer Bronchitis oder Keuchhusten sollten Sie unbedingt den Arzt aufsuchen, denn nur er kann dann über die Art der Therapie entscheiden.

Erschöpfung

Nach lang andauernder körperlicher und/oder psychischer Belastung treten oft allgemeine Erschöpfungszustände auf – neudeutsch auch als Burn-out-Syndrom bezeichnet. Man fühlt sich „ausgebrannt", abgeschlagen und müde, es fehlt jeglicher Antrieb, und die Leistungsfähigkeit sinkt auf den Nullpunkt.

»Knoblauch steigert die Konzentrations- und Leistungsfähigkeit, hebt die Stimmung und vertreibt Nervosität.«

Sollten keine organischen Ursachen dafür vorliegen – unbedingt vom Arzt abklären lassen –, können Sie Ihr Allgemeinbefinden mit Knoblauch wieder deutlich verbessern. Er steigert die Konzentrations- und Leistungsfähigkeit, hebt Ihre Stimmung und vertreibt die Nervosität. Nehmen Sie jeden Tag ausreichend frischen Knoblauch oder Knoblauchprodukte zu sich.

Hauterkrankungen

Infizierte Wunden

Noch im letzten Weltkrieg wurde Knoblauchsaft wegen seiner antibiotischen Wirkung bei der Behandlung von Kriegswunden erfolgreich eingesetzt. Auch heute kann man trotz moderner Präparate auf diese Wirkung des Knoblauchs vertrauen. Betupfen Sie die Wunde mehrmals täglich mit frischem Knoblauchsaft oder mit dem Knoblauchöl aus geöffneten Kapseln.

Pilzinfektionen

Essen Sie viel frischen Knoblauch. Wenden Sie zusätzlich Knoblauch auch äußerlich an: Bestreichen Sie die befallenen Hautstellen mehrmals täglich mit frischem Knoblauchsaft. Da Pilzerkrankungen langwierig sind, sollten Sie die Behandlung auch dann noch fortsetzen, wenn mit bloßem Auge nichts mehr zu erkennen ist.

Herz-Kreislauf-Beschwerden

Wie bereits beschrieben, kann Knoblauch – über Jahre eingenommen – schädlichen Veränderungen der Gefäße entgegenwirken, sie verhindern oder zumindest deutlich reduzieren. Knoblauch fördert die Durchblutung von Gewebe und Haut, weshalb auch Patienten mit Kopfschmerzen oder kalten Händen bzw. Füßen – hier sind verengte Gefäße häufig die Ursache – profitieren. Zur Vorbeugung von Arteriosklerose, also der Arterienverkalkung, essen Sie täglich mindestens 3 Gramm frischen Knoblauch bzw. nehmen Sie die entsprechende Menge von Dragees oder Kapseln zu sich.

»Jede Knoblauchtherapie sollte man mit einem Arzt absprechen!«

Magen-Darm-Probleme

Die Inhaltsstoffe des Knoblauchs fördern die Verdauung. Sie hemmen die Gärungsprozesse, die zu Blähungen oder Durchfall führen können. Auch andere Verdauungsstörungen wie Völlegefühl, Aufstoßen und Übelkeit verschwinden. Bei Verdauungsproblemen essen Sie jeden Tag mindestens 3 Gramm frischen Knoblauch. Bei akutem Durchfall hilft Knoblauch hochdosiert: Essen Sie 10 rohe Knoblauchzehen, oder nehmen Sie die entsprechende Menge in Form von Dragees bzw. Kapseln zu sich.

Kombucha

Ein bißchen Geschichte

Kombucha-Tee gehört wie Kefir zu den Gär-Getränken, d. h. er entsteht durch Vergärung von Flüssigkeit mit Hilfe verschiedener Makroorganismen. Schon seit mehr als 1000 Jahren wird Kombucha in den östlichen Ländern von Rußland bis China und Japan in der Volksmedizin als Hausmittel eingesetzt.

In China soll Kombucha schon vor rund 2200 Jahren eingesetzt worden sein, um unsterblich zu werden. Vor dem Zweiten Weltkrieg wurde Kombucha auch bei uns in Deutschland als Getränk und Heilmittel hoch geschätzt, doch dann geriet er bis vor kurzem in Vergessenheit.

Wie wird Kombucha hergestellt?

Der Teepilz Kombucha ist kein Pilz im eigentlichen Sinn, sondern eine Verbindung von verschiedenen Hefepilzen und Säurebakterien. Die grauweiße und gallertartige, schleimige Masse breitet sich auf der gesamten Oberfläche der Flüssigkeit aus. Diese Masse besteht aus reiner Zellulose und wird von den Bakterien produziert. Dazu verwenden sie die Stoffwechselprodukte der Hefen als Energielieferanten. Die Hefen wiederum nutzen die bakteriellen Produkte, die Gallertschicht und die Säure. Die Bakterien wandeln den von den Hefen produzierten Alkohol zu Milchsäure, Essigsäure, Kohlendioxid, Glukoronsäure und anderen organischen Säuren um.

Gut zu wissen

Sie können den Kombucha-Pilz in Naturkostläden und Reformhäusern kaufen, aber auch über das Internet bestellen.

Es ist relativ leicht, ein Kombucha-Getränk selber herzustellen. Voraussetzung ist jedoch, daß Sie einen Kombucha-Pilz haben. Hier die Anleitung:

- 1 Liter Schwarzen, Grünen oder Kräuter-Tee zubereiten und mit 100 Gramm Zucker süßen.
- Den Tee abkühlen lassen und in ein sauberes Einmachglas gießen.
- Den Kombucha-Pilz auf den Tee geben.
- Das Glas luftdurchlässig abdecken und mit einem Gummiband verschließen.
- Den Tee bei Zimmertemperatur an einem Ort ohne direkte Sonneneinstrahlung 8 bis 12 Tage gären lassen.
- Um den Kombucha-Pilz von der Flüssigkeit zu trennen, den Tee durch ein Sieb schütten. Den Pilz im Kühlschrank für den nächsten Ansatz aufbewahren.

Die Wirkstoffe von Kombucha

Während des Gär- und Oxidationsprozesses bewirkt der Pilz, daß im Teeansatz sowohl nach- als auch nebeneinander verschiedene komplizierte Reaktionen ablaufen. Der Kombucha-Pilz produziert dabei wertvolle Stoffe, die in den Tee übergehen: Glukuronsäure, die Vitamine B_1, B_2, B_6, B_{12} und C sowie Folsäure und rechtsdrehende Milchsäure, Aminosäuren, Enzyme und Alkohol.

Viele dieser Inhaltsstoffe besitzen antibiotische sowie entgiftende Eigenschaften und spielen bei den biochemischen Prozessen im menschlichen Organismus eine entscheidende Rolle. Die Wirkstoffe des Kombucha-Pilzes richten sich auf das Körpersystem als Ganzes. Dadurch fördert Kombucha das Wohlbefinden.

Gut zu wissen

In Südafrika sagt man: Wenn Du einen Kombucha-Teepilz weitergibst, begleite ihn immer mit einem Gebet, daß er dem neuen Besitzer helfe.

Hier hilft Kombucha

Auf einen Blick

Kombucha hilft bei Abwehrschwäche, Entschlackung, Magen-Darm-Beschwerden.

Kombucha unterstützt die Selbstheilungskräfte. Das bedeutet, daß Sie den Tee nicht nur im Krankheitsfall trinken sollten.

Abwehrschwäche

Am wichtigsten ist die günstige Wirkung von Kombucha auf die Darmflora. So regenerieren die Millionen Hefen und Bakterien sowie die lebenden Makromoleküle, die im Kombucha-Tee enthalten sind, die Darmflora von Grund auf. Aus naturheilkundlicher Sicht ist dies eine der wesentlichen Voraussetzungen für die Stärkung des Immunsystems. Gegen Frühjahrsmüdigkeit sollten Sie eine Kur mit Kombucha durchführen.

Entschlackung

Kombucha unterstützt den Organismus bei der Ausleitung von Stoffwechselabbauprodukten und von Giftstoffen. Deshalb hilft Kombucha bei Gicht, rheumatischen Beschwerden und Frühjahrsmüdigkeit.

Magen-Darm-Beschwerden

Kombucha regt den Appetit an und fördert die Verdauung. Entzündungen der Magen-Darm-Schleimhaut werden verhindert oder gelindert, wenn Sie täglich 1 bis 3 Gläser Kombucha trinken.

Lavendel

Ein bißchen Geschichte

Obwohl bereits die alten Ägypter Schopflavendel (siehe unten) beispielsweise zum Ausräuchern von Krankenzimmern verwendeten, war es dennoch ein Römer, der den Lavendel als erster eingehend hinsichtlich seiner medizinischen Verwendung untersuchte: Im 1. Jahrhundert nach Christus entdeckte Plinius der Ältere, daß Lavendel bei einigen Krankheiten Linderung, ja sogar Heilung brachte. In Mitteleuropa hatte der Echte Lavendel als Heilpflanze im Mittelalter seinen Durchbruch. So kann man in den Schriften der Hildegard von Bingen lesen, daß sie die „Muttergottespflanze" gegen Lungen- und Leberleiden, Haut- und Gelenkprobleme, Nervenleiden und vor allem zur Stärkung des Herzens einsetzte.

» Hildegard von Bingen empfahl Lavendel gegen Lungen- und Leberleiden, Haut- und Gelenkprobleme, Nervenleiden und zur Stärkung des Herzens. «

Ein kurzer botanischer Streifzug

Lavendel wächst im gesamten Mittelmeerraum in den verschiedensten Gebieten. Durch die weite Verbreitung der Pflanze haben sich viele unterschiedliche Lavendelarten entwickelt, von denen vor allem vier wegen ihrer Heilkraft geschätzt werden.

■ **Echter Lavendel.** Der Echte Lavendel (*Lavandula angustifolia*) bevorzugt die kargen Böden der gebirgigen Mittelmeerregion in Höhen von 700 bis 2000 Metern. Der Halbstrauch wird bis zu 1/2 Meter hoch. Die violetten Blüten verströmen von Juli bis August einen harmonischen blumig-krautigen Duft. Aus ihnen entsteht das kostbare echte Lavendelöl, das man durch schonende Wasserdampfdestillation erhält – kostbar, weil man ca. 120 bis 130 Kilogramm Lavendelpflanzen für 1 Liter ätherisches Öl benötigt. Geerntet wird der Echte Lavendel, wenn die Blüten sich gerade öffnen.

»Das echte Lavendelöl wird aus den Blüten des Echten Lavendel (*Lavandula angustifolia*) mittels Wasserdampfdestillation gewonnen.«

■ **Speiklavendel.** Anders als der Echte Lavendel gedeiht der Speiklavendel (*Lavandula spica*) nur in warmem Klima. Er wächst deshalb in Regionen zwischen 200 und 500 Metern und blüht 3 bis 4 Wochen später als der Echte Lavendel. Da es nur wenige Anbaugebiete gibt, ist das wertvolle Öl relativ teuer.

■ **Lavandin.** Durch Insektenbestäubung gedeiht in Höhenlagen um 700 bis 800 Metern eine natürliche, aber unfruchtbare Kreuzung von Echtem Lavendel und Speiklavendel, der Lavandin (*Lavandula hybrida*). In ihm findet man die Eigenschaften seiner „Eltern". Der Lavandin wird in großen Plantagen vor allem in Südfrankreich – und dort in der Provence und Corbière – angebaut, seine ätherischen Öle werden im wesentlichen für die Parfümherstellung genutzt.

Es gibt die unterschiedlichsten Lavandinsorten. Die wichtigsten sind:

- Lavandin abrialis: die frischeste, belebendste und spritzigste Sorte;
- Lavandin grosso: Von dieser Sorte erhält man die mit Abstand größte Ausbeute an ätherischem Öl;
- Lavandin super: Er ähnelt dem Echten Lavendel am stärksten.

■ **Schopflavendel.** Den Schopflavendel (*Lavandula stoechas*) findet man als Wildpflanze auf sandigem Boden in den mediterranen Ländern. Die hellvioletten Blüten des 20 bis 40 Zentimeter hohen Halbstrauchs verströmen einen intensiven balsamartigen Duft, der an Rosmarin erinnert.

Die Wirkstoffe von Lavendel

Lavendel gehört zu den wissenschaftlich sehr gut untersuchten Heilpflanzen. Bis heute wurden rund 200 verschiedene Inhaltsstoffe entdeckt, und ein Ende ist noch nicht abzusehen. Doch die effektiven Inhaltsstoffe variieren je nach Sorte, Anbaugebiet, Erntezeit und Destillationsverfahren. Hauptwirkstoff des Lavendels ist das sehr angenehm duftende ätherische Öl der Blüten. Außerdem enthalten einige Lavendelarten Gerb- und Bitterstoffe, Flavonoide, Phytosteroide und Cumarine.

Achtung!

Beachten Sie, daß die ätherischen Öle der einzelnen Lavendelarten unterschiedliche Inhaltsstoffe besitzen. Entsprechend haben die Öle auch unterschiedliche Anwendungsmöglichkeiten.

Wie wird Lavendel angewendet?

Bei uns wird die Heilkraft des Lavendels hauptsächlich in Form der ätherischen Öle der verschiedenen Lavendelarten genutzt, doch auch ein Lavendelblütentee oder -aufguß wird von vielen Menschen sehr geschätzt.

■ **Lavendelblütentee.** 2 gehäufte Teelöffel frische Lavendelblüten mit 1/4 Liter kochendem Wasser übergießen, 10 bis 15 Minuten bedeckt ziehen lassen, dann abseihen.

■ **Lavendelblütenaufguß (als Badezusatz).** Etwa 50 bis 60 Gramm getrocknete Lavendelblüten mit 1 Liter Wasser übergießen, zum Sieden bringen und nach 10 Minuten abseihen. Die Flüssigkeit in ein Vollbad geben.

■ **Ätherische Öle.** Die ätherischen Öle der Lavendelarten werden durch eine schonende Wasserdampfdestillation gewonnen. Das Öl wird für Aromalampen verwendet, zum Inhalieren eingesetzt, in ein Massageöl gegeben, oder – jedoch selten – direkt eingenommen. Qualitativ hochwertige Öle erhält man in Apotheken, Drogerien und Naturkostläden.

Hier hilft Lavendel

Auf einen Blick Lavendel hilft bei niedrigem Blutdruck, Verdauungsproblemen, psychischer Erschöpfung, Nervosität, Schlafproblemen.

Lavendel hat den Ruf eines sanften Energielieferanten: Er regeneriert angegriffene Nervenzellen, ohne jedoch aufzupeitschen. Gleichzeitig findet man im Lavendel auch ausgleichende und beruhigende Inhaltsstoffe. Sie beeinflussen positiv das vegetative Nervensystem, das alle rhythmisch arbeitenden Organe, z. B. Herz, Atmung, Verdauung, reguliert. Aus diesen beiden Effekten, die sich keineswegs ausschließen, sondern sogar ergänzen, lassen sich die Beschwerden ableiten, die durch Lavendel gelindert werden können.

Herz-Kreislauf-Erkrankungen

Niedriger Blutdruck

Ein niedriger Blutdruck äußert sich in Kreislaufproblemen und Anlaufschwierigkeiten am Morgen, in kalten Füßen, Müdigkeit. Hier ist der Speiklavendel wegen seiner belebenden Inhaltsstoffe sehr hilfreich.

- Nehmen Sie ein erfrischendes lauwarmes Lavendelblütenbad.
- Inhalieren Sie das ätherische Öl des Speiklavendels, indem Sie ab und zu am Speiklavendelfläschchen riechen oder 2 bis 3 Tropfen des ätherischen Öls auf ein Taschentuch geben und tief einatmen.
- Machen Sie zusätzlich morgens kalte Waschungen und Güsse nach den Anweisungen von Pfarrer Kneipp (siehe Seite 36 f.).

Magen-Darm-Beschwerden

Verdauungsprobleme

Magenschmerzen, Sodbrennen, Völlegefühl, Reizmagen, Magenschleimhautentzündungen – jeder von uns leidet gelegentlich unter einer dieser Beschwerden. Auch hier bietet der Lavendel eine natürliche Hilfe. Lavendelblüten beruhigen den nervösen Reizmagen und -darm, regen aber auch die Produktion der Gallenflüssigkeit an und fördern so die Verdauung. Sind Ihre Magen-Darm-Störungen nervöser Natur, sollten Sie täglich 3 Tassen Lavendelblütentee trinken.

Gut zu wissen

Träufeln Sie bei Insektenstichen sofort 1 Tropfen pures Lavendelöl auf die Einstichstelle. Wiederholen Sie dies nach einigen Minuten. So werden Schmerzen und Juckreiz schnell gedämpft, die Schwellung geht zurück.

Psychische Erschöpfung, Nervosität

Lavendel liefert Kraft und Hilfe für die Seele. Die wahre Entspannung nach einem hektischen und anstrengenden Tag finden Sie in einem angenehm duftenden Lavendelbad. Geben Sie einen Aufguß aus Lavendelblüten in ein warmes Vollbad. Bleiben Sie 10 Minuten in der Badewanne liegen und versuchen Sie abzuschalten.

Schlafprobleme

Der Echte Lavendel fördert den gesunden Schlaf, indem er die Einschlafzeit verkürzt und die Durchschlafzeit verlängert. Wenn Sie unsere Tips befolgen, werden Sie schon bald wieder sanft und fest schlafen: Nehmen Sie am Abend ein Lavendelbad. Zusätzlich können Sie 1 Tropfen Lavendelöl auf das Kopfkissen geben.

Melisse

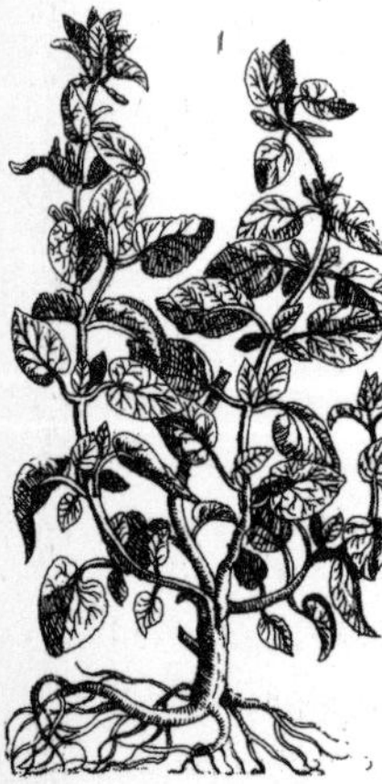

Melisse *(Melissa officinalis)*

Ein bißchen Geschichte

Melisse wird in der traditionellen Volksmedizin wahrscheinlich schon lange eingesetzt. Wir wissen, daß die griechischen und römischen Ärzte sie bereits kannten, daß die Araber sie nach Spanien brachten, von wo aus sie nach Mitteleuropa gelangte.

Ihre Entdeckung als Heilpflanze läßt sich dennoch schwer datieren, weil sie häufig mit der Pfefferminze verwechselt wurde. Da beide Pflanzen jedoch über ähnliche Wirkung verfügen, ist dies für den Anwender nicht so sehr von Bedeutung. Seit jeher gilt Melisse als Hausmittel bei Magenbeschwerden, zur Beruhigung von Herz und Nerven sowie bei Erkältungskrankheiten.

Ein kurzer botanischer Streifzug

Melissa officinalis ist der botanische Name unserer Melisse, genauer gesagt der Zitronenmelisse, die man problemlos im eigenen Garten ziehen kann. Sie wächst sehr üppig. 2 bis 3 Stauden decken leicht den Jahresbedarf einer vierköpfigen Familie. Wild wächst sie bei uns nicht, für medizinische Zwecke wird sie allerdings angebaut. Die angestammte Heimat dieser robusten Pflanze ist der östliche Mittelmeerraum. Ihr Stengel besitzt vier Kanten und ist stark verästelt. Die grünen Blättchen sind gegenständig angeordnet. Die Melisse blüht weiß bis gelblich. Besonderes Kennzeichen: Ihre Lippenblüten sind an den Ansatzpunkten der oberen Blätter angeordnet. Die Blütezeit dauert je nach Wetterlage von Juni bis August.

Im Volksmund wird sie auch Bienenkraut oder Honigblume genannt. Geerntet werden die jungen Blättchen und Spitzen der Triebe vor der Blüte. Nur dann schmecken und riechen die Melisseblätter so wohltuend, die neuerdings auch in unserer Küche als Würzmittel zunehmend Verwendung finden.

Die Wirkstoffe von Melisse

Der für Heilwirkungen bedeutsamste Wirkstoff der Melisse ist ihr ätherisches Öl, das durch schonende Trocknung der Blätter erhalten bleibt. In größeren Mengen wird es durch Wasserdampfdestillation gewonnen, für welche die ganzen Pflanzen verwendet werden. Inhaltsstoffe dieses wertvollen ätherischen Öls sind u.a. Citronellal, Citral und Carophyllen. Zusätzlich enthält die Melisse Bitterstoffe, Flavonoide sowie Mineralstoffe.

» Der für die Heilwirkungen bedeutsamste Wirkstoff der Melisse ist ihr ätherisches Öl. «

Melisse wirkt in erster Linie beruhigend sowie krampflösend und befreit die Atemwege. Diese Eigenschaften sind für die Heilwirkung bei Magen-Darm-Beschwerden, bei Leber- und Gallenleiden sowie bei Erkältungen verantwortlich, helfen bei der Beruhigung des Herzens sowie als Einschlafmittel und machen Melisse zu einem ausgezeichneten pflanzlichen Beruhigungsmittel, von dem keine Nebenwirkungen zu befürchten sind.

Wie wird Melisse angewendet?

Gut zu wissen

Melisse- und Pfefferminzöl wirken ähnlich. Eines von beiden sollte in Ihrer Hausapotheke nicht fehlen. Probieren Sie aus, was Ihnen persönlich mehr zusagt.

Melisse ist als ätherisches Öl in der Apotheke erhältlich. Aus den getrockneten Blättchen können Sie entweder selbst einen Tee brauen, oder Sie kaufen ihn. In vielen Kombinationspräparaten ist neben Melisse auch Baldrian enthalten. Sie sind im Handel als Tropfen oder Dragees erhältlich. Die Zusammensetzung und Dosierung richtet sich nach dem Beschwerdebild. Auch Melissebäder (erhältlich sind fertige Badezusätze) helfen bei nervös bedingten Beschwerden und bei Erkältung.

Hier hilft Melisse

Auf einen Blick

Melisse hilft bei Erkältungskrankheiten, Herz-Kreislauf-Problemen, Leber- und Gallenleiden, Magen- und Darm-Beschwerden, Nervosität und Reizüberflutung, Schlafstörungen.

Bei Nervosität und deren Auswirkungen auf Herz und Verdauungstrakt, außerdem bei Erkältungskrankheiten ist die Melisse ein wirksames Hausmittel.

Erkältungskrankheiten

Durch ihre entspannende Eigenschaft stärkt Melisse die Immunlage unseres Körpers. Außerdem wirkt sie aufgrund des ätherischen Öls befreiend auf die bei Erkältung und Grippe angegriffenen Atemwege. Wirksam bei Erkältungskrankheiten sind Melissetee oder -bäder, Sie können den Brustbereich auch mit Melisseöl einreiben.

Herz-Kreislauf-Probleme

Nervöse Herzbeschwerden

Eigentlich sind neben Nervosität und Reizüberflutung (siehe unten) sämtliche Beschwerdebilder, welche die Anwendung von Melisse-Zubereitungen rechtfertigen, Folgen desselben Symptoms. Ganz besonders gut eignet sich bei leichten nervösen Herzbeschwerden ätherisches Melisseöl, das in vielen arzneilichen Präparaten enthalten ist. Beachten Sie aber, daß Sie Herzbeschwerden nur sehr eingeschränkt selbst behandeln sollten. Alle Symptome, die über den Grad „beginnend“ bis „leicht“ hinausgehen, müssen vom Arzt abgeklärt werden!

»Bei leichten nervösen Herzbeschwerden hat sich Melisseöl ganz besonders gut bewährt.«

Leber- und Galleleiden

Die krampflösende und somit für den leichteren Abgang der im Darm enthaltenen Gase sorgende Eigenschaft der Melisse macht man sich auch bei Störungen der Gallen- und Leberfunktion zu nutze. Trinken Sie mehrere Tassen Melissetee pro Tag.

Magen- und Darm-Beschwerden

Auch bei nervös bedingten Störungen des Verdauungstrakts eignet sich Melisseöl durch seine krampflösende Wirkung ganz besonders gut. Sie können je nach Schwere der Symptome jedoch auch Tee trinken, besonders bei Kindern eignet sich diese Form der Anwendung.

Nervosität und Reizüberflutung

»Melissetee beruhigt und wirkt krampflösend, ist aber besonders empfehlenswert zur Linderung von nervösen Reizzuständen.«

Allen, die einen hektischen Alltag leben, sich auf viele verschiedene Dinge gleichzeitig konzentrieren müssen und dabei ihre innerer Ruhe und Ausgeglichenheit verlieren, kann Melisse helfen. Wer tagsüber so viel Ballast im Kopf ansammelt, daß er abends meint, zum „Abschalten" den Fernseher zu brauchen, dreht die Spirale der Reizüberflutung nur weiter in die Höhe, denn er schafft sich Ablenkung, bringt aber sein Gehirn keinesfalls zur Ruhe – im Gegenteil. Nervosität und Angespanntheit der Nerven führen häufig zu nervösen Herzbeschwerden, wirken sich auf den Verdauungstrakt aus und hindern am Einschlafen.

Melissetee beruhigt und wirkt krampflösend auf unsere Organe. Gießen Sie 3 Teelöffel getrocknete Blätter mit 1 Tasse kochendem Wasser auf. Je länger Sie den Tee ziehen lassen, desto wirksamer wird er. Probieren Sie dies individuell aus, 10 Minuten sollten Sie ihm aber in jedem Falle geben. Gut tut auch ein Vollbad mit Melisse am Abend vor dem Einschlafen.

Schlafstörungen

Melissepräparate beruhigen die Nerven und führen ähnlich wie Baldrian (siehe Seite 62) zu einem ruhigen sowie erholsamen Schlaf. Wenn Sie wach im Bett liegen und Ihr Kopf trotz Müdigkeit noch „schwirrt" von der Gedankenflut des Tages, können Sie sich mit Melisse helfen. Besonders die Kombinationspräparate mit Hopfen und Baldrian, als Dragees oder Tropfen, sind wirksam. Es gibt auch einen Sirup, der sich insbesondere bei Kindern durch seinen leicht süßlichen Geschmack gut einsetzen läßt.

Mistel

Ein bißchen Geschichte

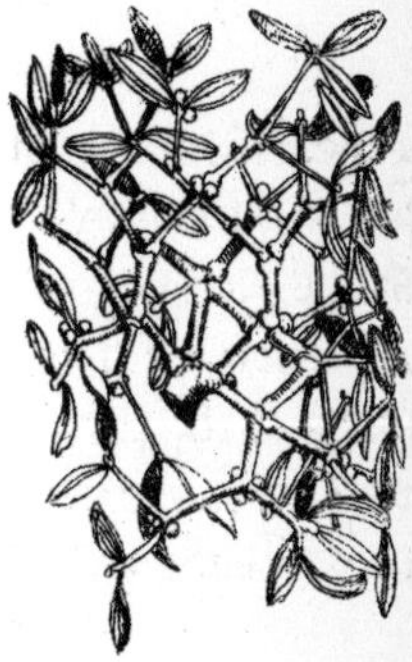

Mistel
(Viscum album)

Als Heilmittel ist die Mistel heutzutage vor allem in Form von Tee gegen leichte nervöse Herzbeschwerden bekannt. Zu Heilzwecken wurde sie schon im 5. Jahrhundert v. Chr. eingesetzt. Bei Plinius (1. Jahrhundert n. Chr.) ist zum erstenmal die Wirksamkeit der Mistel gegen epileptische Anfälle, damals Fallsucht genannt, beschrieben. Im 16. Jahrhundert wurde Mistelsalbe zur Behandlung von Geschwüren und eitrigen Wunden eingesetzt. Pfarrer Kneipp bevorzugte Mistelpräparate, um damit Blutungen zu stillen und Störungen im Blutkreislauf zu heilen.

Die gegenwärtige Frage nach der Wirksamkeit von Mistelextrakten bei Krebserkrankungen ist medizinisch nicht beantwortet. Dieses Therapieverfahren wurde von Rudolf Steiner eingeführt. Der Glaube, Mistel helfe gegen Krebs, ist aber wesentlich älter. Möglicherweise hilft dem Krebskranken schon die nervenberuhigende, angstlösende Wirkung der Mistel, um mit eigener Körperkaft gegen den Tumor ankämpfen zu können.

Ein kurzer botanischer Streifzug

»Die Wirksamkeit von Mistelextrakten gegen Krebserkrankungen ist wissenschaftlich nicht nachgewiesen.«

Die Mistel (*Viscum album*) ist ein kugeliger kleiner Busch, der auf Laub- und Obstbäumen wächst. Von ihrer Wirtspflanze nimmt sie sich Wasser und Mineralien. Da sie selbständig Photosynthese betreibt, zählt sie somit zu den Halbschmarotzern. Das immergrüne Gewächs kann

70 Jahre alt werden. Es besitzt schmale, ledrige Blätter und trägt im März/April unscheinbare weißlich gelbe Blüten. Die Beeren werden erst im Dezember reif.

Die europäische Mistel heißt mit botanischem Namen *Viscum album*, mundartlich heißt sie u.a. Hexenkraut oder Hexenbesen. Sie kommt vor allem in Süd- und Mitteleuropa bis nach Asien vor.

Da Misteln meist hoch oben auf ihren Wirtspflanzen leben, ist der Herbst, wenn die Laubbäume ihr Laub abzuwerfen beginnen, für die Ernte am günstigsten. Für medizinische Zwecke eignen sich die oberen Zweigspitzen mit Blättern, aber ohne Beeren.

Die Wirkstoffe von Misteln

Gut zu wissen

Besitzen Sie einen Apfelbaum, können Sie die Mistel auch selbst „anbauen". Reiben Sie die reifen Beeren in die angeritzte Rinde des Baums. Mit etwas Gärtnerglück bildet die Mistel dann Saugwurzeln, und Sie können bald im eigenen Garten ernten.

Medizinisch bedeutsame Inhaltsstoffe der Misteln sind Viscotoxine, Lektine, Schleimstoffe, Flavonoide und biogene Amine sowie Harze. Für eine mögliche hemmende Wirkung auf Tumoren sollen vor allem die Lektine verantwortlich sein. Sie sorgen dafür, daß unser Immunsystem in Schwung kommt. Möglicherweise wirken sie auf diesem Wege indirekt auch auf das Krebsgeschehen ein. Genaueres über Wirksamkeit und Wirkmechanismus der Mistel bei der Behandlung von Tumorerkrankungen weiß man jedoch nicht. Wenn, dann empfiehlt sich eine Misteltherapie lediglich als Zusatzbehandlung. Die Injektionen werden von erfahrenen Therapeuten unter die Haut oder in die Venen gespritzt. Beraten Sie sich in jedem Fall mit Ihrem Arzt.

Die übrigen Wirkstoffe der Mistel führen zu einer leichten Blutdrucksenkung. Mistelpräparate eignen sich daher insbesondere, um die Lebensqualität älterer Menschen zu steigern. Auf unser Nervensystem wirken Zubereitungen mit Mistel angstlösend und beruhigend.

Wie wird Mistel angewendet?

Mitstelpraparate gibt es in Form von Injektionen, Tabletten, Dragees und Tropfen (auch homöopathische). Außerdem können Sie Misteltee einnehmen, der in seiner Wirksamkeit jedoch in jedem Fall schwächer ist als die anderen Fertigpräparate.

Injektionen, wie bereits erwähnt, eignen sich nicht zur Selbstbehandlung, sondern werden vom Arzt oder Heilpraktiker in die Haut oder intravenös gespritzt.

Besonders häufig ist Mistel in Kombinationspräparaten erhältlich. In der Mischung mit anderen Heilpflanzen wird sie dann vor allem gegen typische Alterserscheinungen und leichten Bluthochdruck eingesetzt.

Gut zu wissen

Insbesondere homöopathische Misteltropfen eignen sich zur Steigerung der Lebensqualität älterer Menschen.

Hier hilft Mistel

Auf einen Blick

Mistel hilft bei Gelenkbeschwerden, bei der Arteriosklerosepprävention, bei nervösen Herzbeschwerden und Nervenerkrankungen.

Mistel hilft bei Herz-Kreislauf- und Gelenksbeschwerden, wirkt immunstimulierend und nervenberuhigend und wird teilweise zur Behandlung von Tumoren eingesetzt.

Gelenksbeschwerden

Bei altersbedingter Degeneration der Gelenke in Form von Arthrosen können Mistel-Injektionen verabreicht werden. Auch wenn der Krankheitsprozeß als solcher nicht mehr umkehrbar ist, so kann durch die Wirkstoffe der Mistel das Fortschreiten zumindest verzögert, in manchen Fällen

Achtung!

Die Behandlung von Tumorerkrankungen mit Mistelpräparaten gehört auf alle Fälle in die Hände eines naturheilkundlich orientierten Arztes.

sogar gestoppt werden. Um die Wirksamkeit der Injektionstherapie zu erhöhen, können Sie begleitend Kuren mit Misteltee durchführen. Von dem am vorherigen Abend angesetzten Misteltee sollten Sie morgens und abends über mindesten 4 Wochen ein Täßchen trinken.

Herz-Kreislauf-Erkrankungen

Arterioskleroseprävention

Zur Vorbeugung und Linderung arteriosklerotischer Vorgänge sollten vierwöchige Kuren mit Misteltee mindestens zweimal im Jahr in Angriff genommen werden. Es gibt auch homöopathische Misteltropfen gegen arteriosklerotische Beschwerden.

Nervöse Herzbeschwerden

Zur Behandlung leichter nervöser Herzbeschwerden und zur Senkung eines leicht, d. h. grenzwertig erhöhten Blutdrucks eignen sich kurmäßig Misteltees oder andere Mistelpräparate. Kontrollieren Sie während einer solchen Kur regelmäßig Ihren Blutdruck. Bei nervösen Herzbeschwerden müssen Sie in jedem Fall zunächst mit Ihrem Arzt mögliche Ursachen abklären. Nach schweren Erkrankungen stärkt Mistel das in Mitleidenschaft gezogene Herz.

Nervenerkrankungen

Besonders die homöopathischen Mistelpräparate werden zur Behandlung von Schwindelanfälllen und Epilepsie angewendet. Zur Beruhigung der Nerven und als angstlösende Therapie eignen sich auch Misteltee sowie verschiedene andere, im Handel (Apotheke, Reformhaus) erhältliche Mistelpräparate.

Nachtkerze

Ein bißchen Geschichte

Die Nachtkerze gehört zu den weniger bekannten Heilkräutern. Ihre Heimat ist der Osten Kanadas und der Nordosten der Vereinigten Staaten. Die Indianer Nordamerikas verwendeten die Nachtkerze traditionell gegen viele Krankheiten und Beschwerden. So tranken die Cherokee Nachtkerzentee um abzunehmen. Die Navajo-Indianer behandelten mit verschiedenen Nachtkerzenarten beispielsweise Erkältungen, Mumps, Halsschmerzen, Geschwülste, Magenbeschwerden, Frauenleiden sowie Spinnen- und Schlangenbisse. Die Pflanze galt bei den Indianern also als Allheilmittel.

»Nachtkerze ist eine traditionelle Heilpflanze der Indianer.«

Ein kurzer botanischer Streifzug

Die Zweijährige Nachtkerze – so die korrekte deutsche Bezeichnung – gehört zur Familie der *Oenotheraceae.* Die Pflanze wird 2 Jahre alt, blüht in der Nacht und ähnelt mit ihrem aufrechten Blütenstengel einer Kerze. Im ersten Jahr bildet die Nachtkerze eine unscheinbare, unfruchtbare Blattrosette am Boden, und erst im zweiten Jahr wächst der kerzenförmige Blütenstengel. Die gelb leuchtenden Blüten schmücken die Pflanze von Juli bis September. Sie öffnen sich nacheinander am Abend, blühen die ganze Nacht und den darauffolgenden Tag, nach 24 Stunden verwelken sie.

Die Wirkstoffe der Nachtkerze

In Stengel und Blättern der Nachtkerze findet man Gerbstoffe, Flavonoide und Schleimstoffe. Der Samen enthält viele fette Öle, in denen wiederum reichlich ungesättigte Fettsäuren nachgewiesen werden können. Heute stehen diese Wirkstoffe aus den Samenkörnern für therapeutische Wirkungen im Vordergrund.

Die ungesättigten Fettsäuren im Samenöl der Nachtkerze kann unser Organismus nicht selber herstellen. Er benötigt sie aber zum Aufbau der Zellmembranen, und außerdem spielen sie beim Stoffwechsel eine entscheidende Rolle, denn sie senken den Cholesterinspiegel. Wir müssen unserem Körper diese essentiellen Fettsäuren also über die Nahrung zuführen.

Im Öl der Nachtkerze finden wir eine besonders wichtige ungesättigte Fettsäure, die Linolsäure. Ihr Anteil liegt bei rund 71 %. Außerdem enthält das Nachtkerzenöl die sehr seltene Gamma-Linolensäure (9 %). Diese essentielle Fettsäure bildet die Basis für eine gesunde Haut, da sie deren Wasserhaushalt reguliert. Außerdem baut der Organismus aus der Gamma-Linolensäure die Prostaglandine auf, die direkt oder indirekt die Zellfunktion beeinflussen.

Gut zu wissen

Kindern unter 1 Jahr sollten Sie keine Medikamente, auch nicht pflanzliche Arzneimittel, ohne Rücksprache mit dem Arzt geben. Dies ist ebenso während der Schwangerschaft und in der Stillzeit zu berücksichtigen.

Wie wird Nachtkerzenöl angewendet?

Nachtkerzenöl wird meist in Form von Kapseln (0,5 g Ölanteil) angeboten. Man kann die Kapseln auch aufschneiden, das Öl in etwas Flüssigkeit gießen und dann einnehmen. Denken Sie daran, daß (wie alle pflanzlichen Heilmittel) auch das Nachtkerzenöl über längere Zeit eingenommen werden muß, bis sich die volle Wirkung entfaltet. Für die Hautpflege gibt es mittlerweile auch verschiedene Cremes mit Nachtkerzenöl.

Hier hilft Nachtkerzenöl

Auf einen Blick

Nachtkerzenöl hilft beim prämenstruellen Syndrom und bei Neurodermitis.

Die Nachtkerze ist erst seit relativ kurzer Zeit Bestandteil unserer Medizin. In der Homöopathie wird sie gegen Durchfall eingesetzt, in der Schulmedizin gegen Neurodermitis.

Bei verschiedenen Erkrankungen liegen bis jetzt für die positive Wirkung des Nachtkerzenöls noch keine gesicherten wissenschaftlichen Erkenntnisse vor, doch gibt es genügend Erfahrungsberichte, die einen Nutzen bestätigen. So gibt es Hinweise auf einen positiven Effekt bei multipler Sklerose, allergischem Asthma, bei rheumatoider Arthritis und auch bei Psoriasis.

Frauenleiden

Prämenstruelles Syndrom

Kopfschmerzen, Schlafstörungen, Depressionen oder Reizbarkeit und Wassereinlagerungen sind die charakteristischen Symptome des sogenannten prämenstruellen Syndroms. Als Ursache dieses weit verbreiteten Leidens gilt ein Ungleichgewicht des Hormonhaushalts, das vor den kritischen Tagen herrscht. Nachtkerzenöl lindert diese Beschwerden, die körperliche Verfassung der Frauen bessert sich, ihr seelisches Gleichgewicht stellt sich wieder ein. Da das Nachtkerzenöl erst nach einigen Wochen seine volle Wirkung entfaltet, sollten Sie rechtzeitig mit der Therapie beginnen.

Achtung!

Gegen Neurodermitis muß Nachtkerzenöl in hohen Dosen und über einen langen Zeitraum eingenommen werden. Die ersten Erfolge stellen sich nach frühestens 4 Wochen ein, doch erst nach etwa 12 Wochen kann man feststellen, ob die Therapie positiv verläuft.

Hauterkrankungen

Neurodermitis

Im Grunde handelt es sich bei der Neurodermitis nicht um eine Hautkrankheit, sondern um die Folge eines aus dem Gleichgewicht geratenen Stoffwechsels. Diese Störung ist erblich, wird aber auch durch äußere Faktoren wie Ernährung, psychische Belastung oder ein geschwächtes Immunsystem verursacht.

Inzwischen gibt es zahlreiche wissenschaftliche Studien zur Wirkung des Nachtkerzenöls bei Neurodermitis: Bis zu 70 % der Patienten sprachen in diesen Untersuchungen früher oder später auf die Behandlung an. Dabei sind die Erfolgsaussichten um so größer, je jünger die Patienten sind, weshalb vor allem Kinder von dieser Therapie profitieren.

Pflanzenöle

Ein bißchen Geschichte

Die medizinische Anwendung pflanzlicher Öle reicht weit in die Antike zurück. Es sind bis heute einige Olivenölpressen erhalten geblieben, die gut 7000 Jahre alt sind. Der „Vater der Medizin", Hippokrates, berichtete in seinem Werk „Corpus Hippocrates" unter anderem von über 200 Heilpflanzen, darunter auch Pflanzenölen. Seiner Meinung nach entstehen Krankheiten durch eine Störung der Körpersäfte, deren richtige Mischung die Gesundheit eines Menschen gewährleistet. Diese richtige Mischung setzt aber eine vernünftige Ernährung und gesunde Lebensgewohnheiten voraus. Ebenso wie man durch „falsche" Nahrung krank werden kann, die richtige Zusammensetzung der Körpersäfte dann also gestört ist, kann man sich auch „gesund" essen, d.h. durch entsprechende Nahrung und Lebensgewohnheiten Krankheiten heilen. Als Arzt war Hippokrates bemüht, durch Wiederherstellung der Ordnung sowie gesunde Eß- und Lebensgewohnheiten seine Patienten von Krankheiten zu kurieren.

»Bereits Hippokrates bemühte sich, seine Patienten durch gesündere Eß- und Lebensgewohnheiten zu kurieren.«

Dem vehementen Verfechter gesunder Essensgewohnheiten war die Wirksamkeit pflanzlicher Öle somit natürlich nicht verborgen geblieben. Öle lassen sich nicht nur als Nahrungsmittel verwenden, sondern auch im medizinischen Bereich und hier insbesondere zur Heilung und Pflege der Haut.

So werden Pflanzenöle hergestellt

Die Gewinnung eines Pflanzenöls ist ein mühsamer Prozeß. Die modernen Verfahren haben den Preßvorgang zwar wesentlich erleichtert, doch wird durch diese das Öl stark in seiner eigentlichen Zusammensetzung verändert. Achten Sie daher bei der Verwendung von Pflanzenölen immer darauf, wie sie hergestellt wurden. Nur kaltgepreßte Öle sind für unseren Organismus wertvoll, die mit „vergine" oder „native" gekennzeichnet sind. Sie sind zwar nicht so haltbar, doch die für die Wirksamkeit der Öle entscheidenden Inhaltsstoffe wie Vitamine, Flavonoide, Lezithin sind unverändert enthalten.

Ein besonderes Problem stellt die Fetthärtung dar, die zur Herstellung von Magarineprodukten erforderlich ist. Die für den Körper so wichtigen ungesättigten Fettsäuren werden bei diesem Verfahren in eine chemische Form umgewandelt, die der Körper nicht nützen kann. Diese Fettsäuren werden zwar noch in die Zellwände eingebaut, erfüllen dort jedoch nicht ihre eigentliche Funktion, nämlich den Aufbau der Zellmembrane, und schädigen zudem den Organismus durch die Freisetzung von Radikalen.

Chemisch unbehandelte reine Öle sind sehr lichtempfindlich und werden schnell ranzig. Verwenden Sie das Öl dann nicht mehr, denn es enthält in diesem Zustand zu viele gesundheitsschädigende Peroxide. Außerdem sind native Öle nicht sehr hitzestabil. Bei zu hohen Temperaturen werden Kohlenwasserstoffe frei, die giftig und zum Teil krebserregend sind. Zum Braten und Frittieren sollte daher auf raffinierte Öle zurückgegriffen werden.

Gut zu wissen

Sie sollten nur hochwertige Pflanzenöle zum Essen sowie äußerlich zur Pflege der Haut und der Haare verwenden. Nur Backen und Frittieren mit raffinierten Ölen.

Die Wirkstoffe von Pflanzenölen

Pflanzenöle enthalten einen hohen Anteil an den für unsere Gesundheit so wichtigen einfach sowie mehrfach ungesättigten Fettsäuren und im Gegensatz zu tierischen Fetten kein Cholesterin. Außerdem verfügen sie über eine ganze Reihe von gesunden Begleitstoffen wie Vitaminen und Mineralien.

So schädlich ein „Zuviel" an Fetten und fettreicher Nahrung ist, so wenig geht es ohne Fett. Der Stoffwechsel der Zellen hängt existentiell von dem Vorhandensein ungesättigter Fettsäuren ab. Für Wachstum und Zellteilung ist ein ausgewogenes Verhältnis von Fett und Eiweiß erforderlich. Auch zum Abnehmen sind ungesättigte Fettsäuren erforderlich, denn ohne die werden die Fettdepots des Körpers nicht abgebaut.

»Ein Zuviel an Fetten und fettreicher Nahrung ist schädlich, doch ohne Fett geht es nicht!«

Die mehrfach ungesättigten Fettsäuren sind wichtige Bausteine der Zellen. Sie sind am Aufbau der Zellwände als Phospholipide beteiligt und werden zur Produktion von Prostaglandinen, den Botenstoffen der Gewebe, benötigt.

Iim vordergrund der therapeutischen Nutzung stehen derzeit die Linolsäure, die Omega-3-Fettsäure und die

Zu den „gesunden" Ölen zählen:

- Borretschöl
- Distelöl
- Hanföl
- Kürbiskernöl
- Leinöl
- Maiskeimöl
- Mandelöl
- Olivenöl
- Rapsöl
- Schwarzkümmelöl
- Sesamöl
- Sojaöl
- Sonnenblumenöl
- Walnußöl
- Weizenkeimöl

Gamma-Linolensäure. Defekte im Fettstoffwechsel mit einem Mangel an Omega-3-Fettsäuren werden auch für manche Hauterkrankungen wie Neurodermitis verantwortlich gemacht. Omega-3-Fettsäuren sind vor allem in Lein-, Raps- und Sojaöl vorhanden. Pflanzensamen sind besonders reich an Linol- und Gamma-Linolensäure.

Weitere Inhaltsstoffe sind die Vitamine A und E, Mineralstoffe und Spurenelemente. Außerdem enthalten sie Lezithin, einen essentiellen Wirkstoff für Nerven und Gehirn.

Wie werden Pflanzenöle angewendet?

»Mit hochwertigen Pflanzenölen lassen sich nicht nur Speisen verfeinern, sie eignen sich auch hervorragend als Pflegeöl oder Badezusatz zur äußerlichen Anwendung bei der Hautpflege.«

■ **Innerliche Anwendung.** Mit hochwertigen Pflanzenölen lassen sich Salate, Suppen und andere Speisen verfeinern. Zum Braten und Backen sollten Sie wegen seiner Hitzestabilität raffiniertes Olivenöl verwenden.

Zu therapeutischen Zwecken können Pflanzenöle auch direkt mit dem Löffel eingenommen werden. Bei der sogenannten Ölziehkur wird täglich für etwa eine Viertelstunde Sonnenblumenöl im Mund hin- und hergespült und anschließend ausgespuckt. Das Öl entzieht dem Körper Schadstoffe und bakterielle Erreger, die nach dem Spülvorgang im Öl nachgewiesen werden können. Führen Sie die Kur mindestens 4 Wochen lang durch.

■ **Äußerliche Anwendung.** Zur Massage der Haut, bei Verspannungen und Verletzungen oder ganz einfach nur zur Pflege sowie Förderung des eigenen Wohlbefindens eignen sich Pflanzenöle hervorragend. Sie können reines Öl auch als Badezusatz verwenden.

Hier helfen Pflanzenöle

Auf einen Blick

Pflanzenöle helfen bei Galle- und Lebererkrankungen, Harnwegserkrankungen, Hauterkrankungen, Neurodermitis, Mageschleimhauteintzündung, Sodbrennen, Verstopfung, Stoffwechselerkrankungen.

Mit Pflanzenölen kann durch deren günstigen Einfluß auf den Cholesterinspiegel Krankheiten wie Arteriosklerose, Bluthochdruck oder Diabetes vorgebeugt werden. Sie wirken positiv auf den Verdauungsapparat ein und eignen sich bei Hautkrankheiten sowie zur Hautpflege.

Galle- und Leber-Erkrankungen

Da die Öle die Gallenblase anregen, helfen sie Leber- und Gallenblasenerkrankungen zu verhindern. Oliven-, Sonnenblumen- und Leinöl eigenen sich hier besonders.

Harnwegserkrankungen

Bekannt für seine positive Wirkung bei Reizblase und Vergrößerung der Prostata, vorausgesetzt, es handelt sich um einen gutartigen Vorgang, ist Kürbiskernöl. Auch wenn man über die Wirkmechanismen im einzelnen noch nichts weiß, läßt sich dennoch feststellen, daß in Regionen wie auf dem Balkan und in Teilen Österreichs, in denen vermehrt Kürbiskernöl verzehrt wird, der Anteil an den typischen Frauen- und Männerleiden des vorgerückten Alters deutlich geringer ist als in anderen Ländern.

Hauterkrankungen

Gut zu wissen

Auch Ihren Haaren tut ab und zu eine Öl-Packung z. B. aus Mandelöl gut. Lassen Sie diese über Nacht einziehen, und waschen Sie Ihre Haare am nächsten Morgen.

Übertriebene Sauberkeit schadet der Haut, weil die hauteigenen Fette beim Waschvorgang herausgelöst werden und die Haut mehr und mehr austrocknet. Sie sollten umgekehrt auch Ihre Haut nicht zuviel eincremen und ölen, da hierdurch der selbständige Rückfettungsmechanismus der Haut unterbunden wird. Einen der Haut spürbar wohltuenden Badezusatz erhält man, indem man 1 Liter Vollmilch, 2 Eßlöffel Olivenöl sowie einige Tropfen eines beliebigen ätherischen Öls gut miteinander vermischt und in das Badewasser gibt.

Als Massageöle eigenen sich Mischungen aus Distel-, Mandel- und Olivenöl. Zusätzlich können einige Tropfen ätherischen Öls (z. B. Lavendel) zugegeben werden.

Neurodermitis

Gute Erfolge können einige Hautärzte mit der Gabe von Nachtkerzenöl (siehe Seite 179) bei Neurodermitis verzeichnen. Es wird als Kur in Form von Dragees über mindestens 6 Wochen eingenommen oder – bei Kleinkindern – äußerlich angewendet.

Magen-Darm-Beschwerden

Magenschleimhautentzündung, Sodbrennen

Fühlen Sie sich vom Magen her unwohl, kann ebenfalls Pflanzenöl für Abhilfe sorgen. Magenschleimhautentzündungen und Sodbrennen lassen sich so bestens in den Griff kriegen.

Verstopfung

Pflanzenöle fördern den Verdauungsvorgang und wirken zum Teil sogar abführend. Gerade bei Kindern können einige Teelöffel Mandelöl hier Wunder wirken.

Stoffwechselerkrankungen

Die mehrfach ungesättigten Fettsäuren der Pflanzenöle wirken sich positiv auf den Gehalt und die Zusammensetzung unserer Blutfettwerte aus. Sie reduzieren den Anteil am „schlechten" Cholesterin LDL und erhöhen gleichzeitig die im Blut zur Verfügung stehende Menge an HDL, also dem „guten" Cholesterin. Dies ist entscheidend, um das Risiko für Erkrankungen wie Arteriosklerose, Bluthochdruck oder Herzinfarkten bzw. Schlaganfällen zu minimieren. Diese „modernen" Zivilisationskrankheiten werden durch eine Überversorgung mit gesättigten Fettsäuren, wie sie vor allem in tierischem Fett enthalten sind, begünstigt. Die im Vergleich zu den westlichen Ländern niedrigen Herzinfarktraten der südlichen Mittelmeerländer und insbesondere im asiatischen Raum werden mit der dort üblichen wesentlich häufigeren Verwendung von pflanzlicher Nahrung und Pflanzenfetten in Verbindung gebracht.

»Die mehrfach ungesättigten Fettsäuren der Pflanzenöle wirken sich positiv auf den Gehalt und die Zusammensetzung der Blutfettwerte aus.«

Überblick über die wichtigsten pflanzlichen Öle und die Erkrankungen, bei denen sie vorbeugend und lindernd wirken:

Borretsch	als Tee bei Erkältungskrankheiten
Distelöl	bei Mangel an ungesättigten Fettsäuren
Kürbiskernöl	bei Blasen- und Nierenleiden sowie bei Prostatavergrößerung; hemmt Entzündungen, kräftigt Muskeln und Bindegewebe
Leinöl	bei Magen-Darm-Problemen; kurbelt den Zellstoffwechsel und die Produktion von Gewebshormonen an zur Stärkung der Nerven und zur beschleunigten Wundheilung
Maiskeimöl	zur Pflege und Heilung von Haut und Haaren
Mandelöl	zur Pflege der Haut, insbesondere der empfindlichen Babyhaut, zur Förderung des Appetits und der Verdauung, bei Verschleimung der oberen Atemwege
Olivenöl	bei Leber- oder Gallenproblemen; wirkt günstig auf die Zusammensetzung der Blutfette (LDL/HDL) sowie als Schutz von Zellen und Haut
Rapsöl	in den Wirkstoffen und der Wirksamkeit mit Olivenöl vergleichbar
Sesamöl	besonders günstig zur Vorbeugung von Schlaganfall, Herzinfarkt, Bluthochdruck und Stoffwechselerkrankungen wie Diabetes

Ringelblume

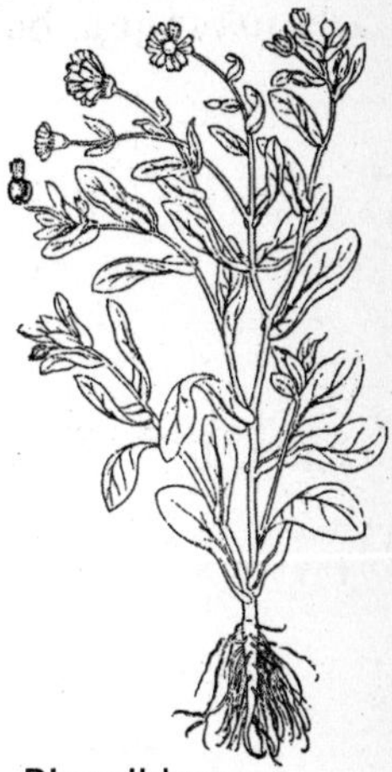

Ringelblume *(Calendula officinalis)*

Ein bißchen Geschichte

Um die heilsame Kraft der Ringelblume (genauer gesagt der Ringelblumenblüten), auch Ringelrose oder Studentenblume genannt, bei Wunden und Ekzemen weiß man schon sehr lange. Bereits im 12. Jahrhundert wurde bei Hildegard von Bingen die Pflanze als „Ringula" erwähnt. Später fand die Ringelblume auch als Mittel gegen Warzen und Hautkrebs Verwendung. Als Hausmittel nannte man sie aus diesem Grund sogar Krebskraut (19. Jahrhundert), doch ist ihre diesbezügliche Wirksamkeit sehr zweifelhaft. Erwiesen ist, daß Ringelblumensalbe oder Umschläge mit Ringelblumen-Aufgüssen Wunden, Geschwülste und Furunkel schneller zum Abheilen bringen.

Als Hausmittel wurde insbesondere die Ringelblumenbutter gegen vielerlei Beschwerden eingesetzt. Besondere Wirksamkeit sprach man auch dem Ringelblumentee zu, der gegen Schmerzen bei der Regelblutung oder zur Blutreinigung helfen soll. Als Mischung mit anderen Kräutern verschafft er angeblich sogar bei Magengeschwüren Linderung.

Heute setzt man Präparate mit Ringelblumen vor allem zur Wundheilung (Babypo!) oder allgemein zur Pflege strapazierter Haut ein.

Ein kurzer botanischer Streifzug

Ringelblumen vermehren sich prächtig, blühen herrlich goldgelb von Juni bis Oktober und stellen an den Boden keine besonderen Ansprüche. Sie lieben allerdings sonnige Plätzchen. Die bis zu etwa einem halben Meter hohen Pflanzen besitzen kantige filzige Stengel, die sich erst im oberen Bereich verzweigen. Ringelblumen sind einjährige Pflanzen, die sich meist selber wieder aussäen. Sie heißen mit botanischem Namen *Calendula officinalis*. Der Name „Calendula" wird Ihnen bestimmt schon vertraut sein, denn viele kosmetische Produkte, wie z. B. Babycremes, führen ihn in ihrer Markenbezeichnung. Für *Calendula*-Zubereitungen werden die voll aufgeblühten, etwas harzigen Blüten verwendet.

Die Wirkstoffe von *Calendula*

» Mit Ringelblumensalben, -umschlägen und -aufgüssen bringt man Wunden, Geschwülste und Furunkel schneller zum Abheilen. «

Die hauptsächlich für die medizinische Wirkung der Ringelblume verantwortlichen Inhaltsstoffe sind Flavonoide, Saponine, Calendula-Sapogenin, Bitterstoffe und ätherische Öle. Außerdem wirken Glykoside, Schleimstoffe und verschiedene Enzyme, also Biokatalysatoren. Zusätzlich wirken die Farbstoffe Carotinoide und Xanthophylle sowie in der Pflanze enthaltene organische Säuren.

Calendula-Auszüge oder -salben wirken entzündungshemmend und antibiotisch. Die Wunden heilen schneller ab, neues Gewebe wird gebildet. Ringelblumenpräparate können daher bei allen entzündlichen, schlecht heilenden Wunden, auch bei Brand- oder Frostverletzungen oder bei sehr empfindlicher oder strapazierter Haut, angewendet werden.

Wie wird *Calendula* angewendet?

Innerliche Anwendung. *Calendula*-Tees kommen eigentlich kaum mehr zur Anwendung. Trotz der erwiesenen krampflösenden Wirkung und des positiven Effekts auf die Galle finden sich Ringelblumen heute eigentlich nur noch aufgrund ihrer farbgebenden Eigenschaft als Beimischungen in Kräutertees. Dabei ist ein *Calendula*--Tee schnell und einfach zubereitet: Man nehme 1 Teelöffel getrocknete *Calendula*--Blüten und übergieße sie mit etwa 1 Tasse heißem Wasser. Nach etwa 10 Minuten kann man den Tee abseihen. Von diesem Tee sollten Sie bei Gallebeschwerden 1 bis 2 Tassen nicht zu heiß zwei- bis dreimal pro Tag trinken. Der Ansatz läßt sich auch für Kompressen und Umschläge oder Wickel verwenden.

Äußerliche Anwendung. Die Zubereitung als Salbe macht heute den größten Anteil bei *Calendula*-Anwendungen aus. Sie wird in erster Linie zur Wundbehandlung eingesetzt. Die Wirksamkeit der Ringelblume bei Entzündungen von Haut oder Schleimhäuten, bei Rissen oder Quetschungen sowie bei Brandwunden konnte wissenschaftlich belegt werden und wurde auch vom Bundesgesundheitsamt anerkannt.

Hier hilft *Calendula*

Auf einen Blick

Ringelblume (*Calendula*) hilft bei Akne, Brandwunden, Dekubitus und anderen Geschwüren, Ekzemen, Entzündungen der Mundschleimhaut, entzündeten und schlecht heilenden Wunden, Furunkeln, Quetsch- und Bißwunden.

Calendula eignet sich bei Hautverletzungen, Quetschungen, Rissen sowie Brand- und Frostwunden, bei Geschwüren (z.B. Dekubitus), Ekzemen sowie Furunkeln und bei eitrigen, schlecht heilenden sowie entzündeten Wunden. Wirksam ist *Calendula* zur Linderung bei Akne.

Hauterkrankungen

»Mit Aufgüssen, Kompressen, Auszügen und Salben von Celendula kann man viele Hauterkrankungen lindern und heilen.«

Akne

Bei Akne können ein- bis zweimal die Woche warme Kompressen mit *Calendula*-Aufguß (wie beschrieben) aufs Gesicht für eine Beruhigung der Haut sorgen. Diese entspannt sich, die Pusteln heilen leichter ab, und die strapazierte Haut kann sich wieder regenerieren.

Brandwunden

Leichtere Brandwunden wie Sonnenbrand können ebenfalls mit *Calendula*-Kompressen behandelt werden.

Dekubitus und andere Geschwüre

„Dekubitus" nennt man Geschwüre, die sich bei bettlägerigen Patienten meist am Rücken durch den Druck des Körpergewichts auf die Matratze bilden. Zur Vorbeugung solcher Geschwüre werden die gefährdeten Hautbereiche mit Ringelblumensalbe eingecremt. Sind bereits Geschwüre entstanden, können Sie die ebenfalls mit Ringelblumensalbe zum Abheilen bringen. Cremen Sie die betroffenen Hautpartien dann so oft wie möglich ein. Bei allen anderen Arten von Geschwüren helfen warme Wickel oder Kompressen mit *Calendula*-Auszügen.

Ekzeme

Auch bei Ekzemen helfen warme Kompressen mit *Calendula*. Zusätzlich sollten Sie die betroffenen Hautpartien mehrmals täglich mit *Calendula*-Salbe einreiben.

Entzündungen der Mundschleimhäute

Sind die Schleimhäute in Mund und/oder Rachen entzündet, so helfen Spülungen mit warmem Tee bzw. Aufguß von Ringelblumen, am besten mehrmals täglich.

Entzündliche und schlecht heilende Wunden, Furunkel

Auch hier eignen sich Wickel oder Kompressen mit Ringelblumen-Aufguß. Entzündliche Wunden oder Furunkel können Sie zusätzlich mit *Calendula*-Salbe abtupfen. Bei schlecht heilenden Wunden helfen manchmal Umschläge mit *Calendula*-Salbe. Bei Furunkeln im Kopfbereich sollten Sie von einer Selbstbehandlung absehen.

Achtung!

Bei offenen Wunden sollten Sie immer Ihren Tetanus-Status überprüfen lassen und diesen gegebenenfalls mit einer Impfung auffrischen.

Quetsch- und Rißwunden

Quetsch- und Rißwunden können mit warmen Kompressen mit *Calendula*-Aufguß behandelt werden. Größere Schnitte oder Platzwunden gehören jedoch in ärztliche Behandlung. Klären Sie vor jeder Eigenbehandlung, ob die Wunde frei von Fremdkörpern ist.

Roßkastanie

Ein bißchen Geschichte

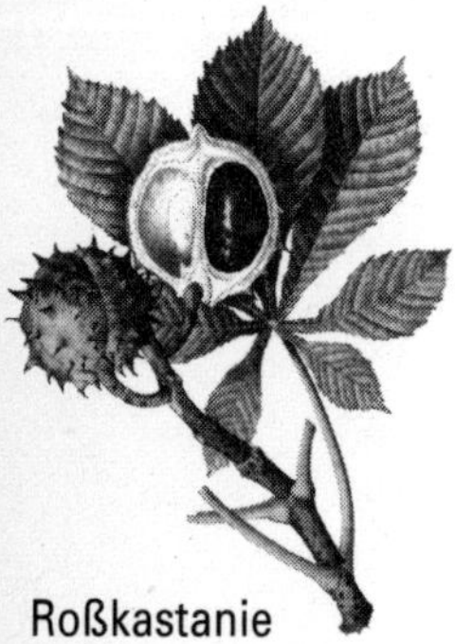
Roßkastanie *(Aesculus hippocastanum)*

Die Roßkastanie ist bei uns mittlerweile überall zu finden: in Gärten, an Waldrändern und häufig in Ortszentren. Sie stammt ursprünglich aus Griechenland und kam erst Ende des 16. Jahrhunderts zu uns nach Mitteleuropa. Genutzt wurden in erster Linie die glänzenden Samen, die Kastanien, und zwar als Futtermittel für Mastvieh und Wild. Drei Kastanien in der Tasche sollen gegen böse Dinge und zur Abwehr von Krankheiten helfen, so lautet ein Aberglaube. Obwohl man die Kastanien schon früher im „medizinischen" Sinne anwendete, wurde ihr wirkliche heilende Kraft erst vor gut 100 Jahren von einem französischen Arzt entdeckt. Mit einer Tinktur aus den Samen, also den Kastanien, gelang es ihm, Hämorrhoiden erfolgreich zu behandeln. Die Wirkeigenschaften auf das gesamte Gefäßsystem erkannte man erst später.

Ein kurzer botanischer Streifzug

Eine botanische Beschreibung des Roßkastanienbaums (*Aesculus hippocastanum*) ist überflüssig, denn die wunderschönen weißen Blütenkerze und die glänzenden Kastanien sind jedem bekannt. Rotblühende Kastanien sind Zuchtformen der neueren Zeit und daher nicht so häufig wie die weißblühende Form. Ihre Kastanien sind auch kleiner. Zu Heilzwecken wird die ursprüngliche weißblühende Kastanie verwendet.

Die Wirkstoffe der Roßkastanie

Sowohl die Rinde als auch die Blüten und Samen (Kastanien) enthalten Aesculus-Saponine, Flavonglykoside und Gerbstoffe. Außerdem gibt es noch einige andere Substanzen, die bei der Wirkung der Roßkastanie vermutlich ebenfalls eine Rolle spielen. Die Kombination der in der Roßkastanie enthaltenen Wirksubstanzen machen Präparate aus Roßkastanien-Extrakten äußerst wirksam bei Venenleiden. Sie haben außerdem entwässernde Eigenschaften bei Ödemen und wirken antiphlogistisch, also entzündungshemmend. Deswegen gibt es auch eine Tinktur gegen rheumatischen Beschwerden und einige andere Symptome. Klares Indikationsgebiet der Roßkastanie sind heute aber die Venenleiden.

Wie wird die Roßkastanie angewendet?

»Die meisten Roßkastanien-Präparate sind rezeptfrei im Handel erhältlich.«

Zahlreiche verschiedene Präparate sind im Handel erhältlich, viele davon rezeptfrei. Tees oder Breis aus Rinde, Blüten und Samen brauchen Sie also nicht mehr mühsam selbst herzustellen. Salben, Tropfen, Tabletten, Kapseln, Zäpfchen oder Injektionen mit Roßkastanien-Extrakten stehen zur Auswahl. Je nach Symptom und Stärke der Beschwerden wählen Sie die Form der Anwendung nach Absprache mit Ihrem Arzt oder Apotheker. Besonders bewährt hat sich auch die homöopathische Zubereitung „Aesculus hippocastanum", meist verwendet in der Potenz D^1 bis D^3. Sie hilft vor allem bei Geschwüren am Unterschenkel und bei Hämorrhoiden.

Hier hilft die Roßkastanie

Auf einen Blick

Roßkastanien-Präparate helfen bei Hämorrhoiden und Venenleiden.

Hämorrhoiden

Hier haben sich besonders die homöopathischen Präparate bewährt. Je nach dem „Ort des Geschehens" eignen sich aber auch die anderen Anwendungsformen.

Venenleiden

Wie erwähnt, stehen vielfältige Zubereitungsformen der Roßkastanie bei Venenleiden zur Verfügung: Zäpfchen, Salben, Tabletten, Tropfen, Kapseln, Injektionen und homoöpathische Präparate.

Wichtiger Hinweis

Je früher Venenleiden erkannt werden, desto besser bekommt man sie in den Griff. „Übersehen" Sie die Symptome also nicht zu lange, denn mit der Roßkastanie steht Ihnen ein wirksames pflanzliches Mittel zur Verfügung, das (korrekte Anwendung vorausgesetzt) keine Nebenwirkungen verursacht.

Salbei

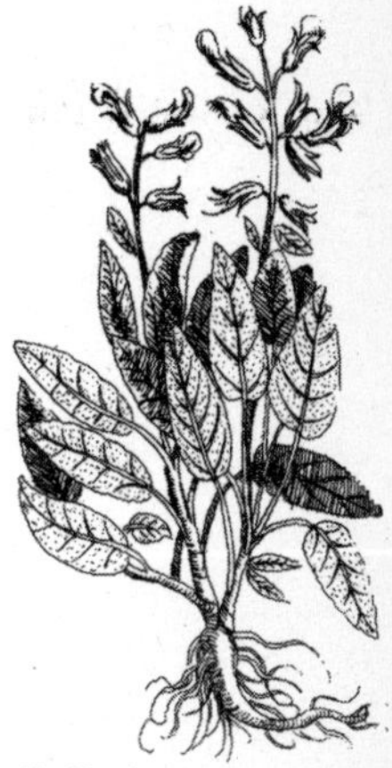

Salbei
(Salvia officinalis)

Ein bißchen Geschichte

Wohl jedem ist Salbei als Gewürz- und Heilpflanze bekannt. Neben der Zubereitung von Speisen fand er auch schon früh als Hausmittel bei Entzündungen im Mund- und Rachenbereich Verwendung. Außerdem kannte man seine wohltuende Wirkung bei Durchfallerkrankungen. Häufig wurden Salbeitees zum Abstillen versucht. Ob Salbei die Milchsekretion tatsächlich bremst, ist aber ungewiß. Daneben wurde Salbeitee mit Honig zur Stärkung schwacher Kinder verabreicht.

Ein kurzer botanischer Steifzug

Salvia officinalis, so der botanische Name des Salbei, wächst wild im Mittelmeerraum und wird bei uns zur Herstellung von Arzneimitteln und Tees in Kulturen angebaut. Auch bei uns wächst Salbei wild, doch hat diese Art (*Salvia pratensis*) einen wesentlich geringeren Wirkstoffgehalt und wird daher als Heilpflanze nicht verwendet. *Salvia officinalis* können Sie problemlos im Garten oder auf dem Balkon anpflanzen. Die Pflanze wird bis zu 80 Zentimetern hoch. Die vierkantigen behaarten Stengel sind nur im unteren Teil verholzt, oben sind sie krautig. Die Blätter sind grüngrau, gegenständig am Stengel angeordnet und haben eine längliche Form. Salbei blüht hellblau oder helllila in locker angeordneten Blütenähren. Geerntet werden nur die frischen Blätter vor der Blüte. Zur Zubereitung von

Speisen eignen sich am besten frische Salbeiblätter, für Heilzwecke werden die jungen Blättchen schonend getrocknet.

Die Wirkstoffe von Salbei

Die für die medizinische Wirkung verantwortlichen Substanzen des Salbei sind ätherisches Salbeiöl, Gerb- und Bitterstoffe sowie Flavonoide.

Als Tee angewendet, wirkt Salbei entzündungshemmend, vermindert die Schweißproduktion und beruhigt Magen- und Darmtrakt. Salbeiöl wirkt desinfizierend und krampflösend, die Bitterstoffe unterstützen diese Eigenschaften.

Gut zu wissen

Salbei als Gewürz von frischen Blättern schmeckt nicht nur gut, sondern verlängert auch die Haltbarkeit der jeweiligen Nahrungsmittel. Außerdem würzen Sie mit Salbei „gesund"!

Wie wird Salbei angewendet?

Salbei können Sie in Form von Tee einnehmen oder als Gurgellösung zum Spülen von Mund- und Rachenraum verwenden. Auch Umschläge auf Wunden können mit Salbeitee getränkt werden. Zahlreiche Lutschbonbons mit Salbei helfen bei Entzündungen der oberen Atemwege. Weitere Präparate mit ätherischem Salbeiöl, zum Teil kombiniert mit anderen Heilpflanzen wie z. B. der Kamille, finden Sie in Ihrer Apotheke. Das Homöopathikum „Salvia officinalis", hergestellt aus frischen Salbeiblättern, wird meist in der Potenz D^2 gegen übermäßige Schweißbildung angewendet.

Hier hilft Salbei

Auf einen Blick

Salbei hilft bei Entzündungen im Mund- und Rachenraum, Magen-Darm-Beschwerden und Schweiß.

Bei Entzündungen im Mund- und Rachenraum oder anderen Wunden, zur Beruhigung von Magen und Darm hilft Salbei als Tee, Spülung, Umschlag oder Tinktur.

Entzündungen im Mund- und Rachenraum

Bei entzündetem Zahnfleisch oder entzündlichen Vorgängen in Mund und Rachen helfen Spülungen mit Salbei. Dazu können Sie entweder Salbeitee verwenden oder aus lauwarmem Wasser mit einigen Tropfen Tinktur aus Salbeiöl selbst eine Gurgellösung herstellen.

Gut zu wissen

Die Fertigpräparate sind häufig mit weiteren Heilpflanzen kombiniert.

Magen-Darm-Beschwerden

Durch seine krampflösende und desinfizierende Wirkung hilft Salbeitee zur Beruhigung von Magen und Darm. Auch bei Durchfall kann er eingesetzt werden. Der Einfluß der Bitterstoffe macht sich hier zusätzlich positiv bemerkbar.

Übermäßige Schweißproduktion

Als schweißhemmende Mittel finden in erster Linie homöopathische Salbei-Zubereitungen Verwendung. Salbeitee ist, wenn überhaupt, in diesem Fall nur sehr stark aufgebrüht wirksam. Starker Salbeitee ist aber für viele Patienten aufgrund seines hohen Gehaltes an Gerb- und Bitterstoffen nicht sehr magenverträglich.

Sauerkraut

Ein bißchen Geschichte

Sauerkraut – nicht nur der Deutschen Lieblingsspeise!

Obwohl Sauerkraut keineswegs in Deutschland „erfunden“ wurde, wird es wie kaum ein anderes Lebensmittel auf der Welt mit Deutschland und den Deutschen – den „Krauts“ – in Verbindung gebracht, doch sind wir Deutschen keineswegs Weltmeister im Sauerkrautessen: Amerikaner und Franzosen verbrauchen pro Kopf deutlich mehr davon. Und daß Sauerkraut keineswegs immer gleichbedeutend mit einer deftig-rustikalen Mahlzeit sein muß, zeigen die Elsässer: Dort ist es ein Nationalgericht und gehört selbstverständlich zum Repertoire hochdekorierter Köche.

Kimchi – das Sauerkraut des Fernen Osten

In vielen Ländern Ostasiens, vor allem jedoch in Korea, gehört Kimchi zu jeder Hauptmahlzeit. Wie bei uns das Sauerkraut, so entsteht auch Kimchi durch Milchsäuregärung, doch wird der Weißkohl durch Chinakohl und Rettich ersetzt. Kimchi fördert wie Sauerkraut unsere Gesundheit. Aufgrund der ähnlichen Gemüsesorten und der Milchsäurebakterien kann Kimchi gegen dieselben Beschwerden eingesetzt werden wie Sauerkraut. Sie erhalten Kimchi in den meisten Asien-Läden.

Wie wird Sauerkraut hergestellt?

Zwar kann man in jedem Supermarkt Sauerkraut in der Dose kaufen, doch nur wenige wissen, wie aus Weißkohl Sauerkraut wird. Heute verwendet man bei der industriellen Herstellung eine speziell hierfür gezüchtete Weißkohlart. Nach der Ernte entfernt man die äußeren Blätter und putzt die Kohlköpfe. Maschinell wird der Strunk herausgebohrt. Die inneren Kohlblätter werden in Streifen geschnitten, in Gärbecken mit Kochsalz (0,8 bis 1,8 %) versetzt und dann stark gepreßt. Das Gärbecken wird nun luftdicht verschlossen. Der durch das Pressen austretende Saft verdrängt die restliche Luft, und Milchsäurebakterien leiten jetzt die Gärung ein, die sich auf Kosten der gesundheitsschädlichen Fäulnisbakterien vermehren. Ist der gewünschte Säuregrad erreicht – nach 6 Tagen bis 3 Wochen –, wird das Sauerkraut in einem Kessel auf 80 °C erhitzt, was die unerwünschte Kohlensäure vertreibt und die Milchsäurebakterien abtötet. Dann wird das Kraut in Gläser, Dosen etc. abgefüllt und noch einmal auf 94 °C erhitzt.

»Sauerkraut ist ein kalorienarmes Lebensmittel mit einem hohen Vitamin- und Mineralstoffgehalt und damit wertvoller Bestandteil einer gesunden und ausgewogenen Ernährung.«

Die Wirkstoffe von Sauerkraut

Sauerkraut ist als kalorienarmes Lebensmittel mit einem hohen Vitamin- und Mineralstoffgehalt wertvoller Bestandteil einer gesunden und ausgewogenen Ernährung. Es enthält pro 100 Gramm durchschnittlich 20 mg Vitamin C, wobei die exakte Menge vom ursprünglichen Vitamingehalt des Kohls und von der Art der Vergärung abhängt. Außerdem findet man in 100 Gramm Sauerkraut rund 0,2 mg Vitamin B_6 – etwa ein Zehntel des Tagesbedarfs eines gesunden Menschen. Auch die anderen Vitamine der B-Gruppe, nämlich B_1, B_2, Nikotinsäureamid, Pantothensäure, Cholin und Inosit, sind in Spuren im Sauerkraut enthalten. Während der Gärung bildet sich Vitamin B_{12}, das sonst in pflanzlichen Produkten nicht vorhanden ist. Der Tagesbedarf an Vitamin K – es spielt bei der Blutgerinnung eine wichtige Rolle – läßt sich mit 150 Gramm Sauerkraut decken. Neben den Vitaminen sind Mineralstoffe wie Kalium, Kalzium und Eisen sowie Ballaststoffe, die für die Verdauung unerläßlich sind, enthalten.

Wie wird Sauerkraut angewendet?

»Am gesündesten ist frisches rohes Sauerkraut, das den höchsten Vitamin-C-Gehalt aufweist.«

Am gesündesten ist es, frisches rohes Sauerkraut zu essen, das einfach pur schmeckt oder beispielsweise als Salat. Es weist den höchsten Vitamin-C-Gehalt auf und besitzt die stärkste Heilkraft. Da es im Kühlschrank noch gärt, kann es nicht lange aufbewahrt werden.

■ **Sauerkraut in Dosen.** Im Supermarkt gibt es Sauerkraut meist in Dosen, Gläsern oder Beuteln. Zwar enthält es trotz Erhitzen noch Vitamin B und Mineralstoffe, doch finden Sie weder Vitamin C noch die Milchsäurebakterien darin. Dennoch ist auch es ein gesundes Lebensmittel.

■ **Sauerkrautsaft.** Ihn bieten Reformhäuser und Naturkostläden an, doch sein Geschmack ist nicht jedermanns Sache. Zwar findet man im Saft die wasserlöslichen Inhaltsstoffe des Gemüses findet man im Saft in hohen Konzentrationen, doch es fehlen alle wasserunlöslichen Substanzen wie die Ballaststoffe. Der Saft kann das Gemüse als nicht ersetzen, jedoch sehr gut unterstützen.

■ **Kohlsaft.** Mit dem Entsafter erhält man aus den frischen Blättern des Weißkohls den Kohlsaft. Er schmeckt eigentlich nach gar nichts, hat aber einen beruhigenden Effekt auf die gereizte Schleimhaut von Magen und Darm.

Hier hilft Sauerkraut

Auf einen Blick

Sauerkraut hilft bei Abwehrschwäche, erhöhtem Cholesterin, Verstopfung, Darmkrebsprävention, Darmträgheit, Magengeschwür, Übergewicht, kleinen Wunden.

Sauerkraut wird vielseitig eingesetzt. Wir können hier nur die wichtigsten Beschwerden aufführen, bei denen es rasche Hilfe bringt.

Abwehrschwäche

Eine Portion Sauerkraut (250 Gramm) enthält mehr als die Hälfte des täglichen Vitamin-C-Bedarfs. Zusammen mit den anderen im Sauerkraut enthaltenen Vitaminen – Vitamin B und K – sowie Mineralstoffen und Ballaststoffen regt es das Immunsystem an. Vor allem in der naßkalten Jahreszeit kann Sie der regelmäßige Genuß von Sauerkraut – am besten roh – vor Erkältungen und anderen leichten Infektionen schützen. Zusätzlich bekämpfen die im Sauerkraut enthaltenen Milchsäurebakterien mit ihren Milchsäuren und Bacteriocinen – das sind Substanzen, die schädliche Bakterien ausschalten – viele schädliche Keime.

»Sauerkraut liefert dem Organismus viele Vitalstoffe, die die Verdauung regulieren und das Immunsystem stimulieren.«

Herz-Kreislauferkrankungen

Erhöhtes Cholesterin

Man kann mit Sauerkraut einen hohen Cholesterinspiegel zwar nicht vollständig beseitigen, doch ihm vorbeugen. Welche Inhaltsstoffe für diese Wirkung verantwortlich sind, ist jedoch noch nicht geklärt.

Magen-Darm-Beschwerden

Verstopfung

Sauerkraut zählt zu den besten Naturheilmitteln bei Magen- und Darmbeschwerden, denn die im Sauerkraut enthaltenen Milchsäurebakterien regen die Magen- und Darmtätigkeit an. Die stärkste Wirkung erzielt man mit rohem Sauerkraut. Seine Milchsäure verbessert die Eiweißverdauung, indem sie Drüsen in Magen und Darm dazu anregt, Verdauungssäfte freizusetzen. Außerdem wirkt sie auch leicht abführend. Deshalb ist Sauerkraut bei chronischer Verstopfung ein beliebtes Naturheilmittel.

»Da die im Sauerkraut enthaltene Milchsäure die Eiweißverdauung verbessert, wirkt es leicht abführend und ist deshalb bei chronischer Verstopfung ein beliebtes Naturheilmittel.«

Darmkrebsprävention

Wie Untersuchungen gezeigt haben, unterstützt der reichliche Genuß von Ballaststoffen, z. B. in Form von Kohlgemüse, erheblich die Prävention von Darmkrebs. Durch die Ballaststoffe bleibt der Darm aktiv, und krebserregende Substanzen haben keine Gelegenheit, lange in ihm zu verweilen. Einen zusätzlichen Schutz bietet die Fähigkeit der im Sauerkraut enthaltenen Ballaststoffe, im Darm aufzuquellen. So können krebserzeugende Stoffe nicht an die Darmwand gelangen, sondern werden von den Ballaststoffen umschlungen und mit diesen ausgeschieden.

Darmträgheit

Bei Darmträgheit trinken Sie morgens auf nüchternen Magen eine Tasse Sauerkrautsaft. Essen Sie als Vorspeise eine Portion (250 Gramm) Sauerkraut, damit die Verdauungsenzyme mit ihrer Arbeit beginnen können, bevor sie durch schwere Mahlzeiten lahmgelegt werden.

Magengeschwür

Hier hilft eine Kur mit Kohlsaft: Trinken Sie 4 bis 5 Wochen lang täglich nach dem Essen 1 Liter Kohlsaft.

Übergewicht

Sauerkraut ist ein anerkanntes „Schlankheitsmittel", denn es hat einen hohen Sättigungswert und ist kohlenhydratarm. Legen Sie ein bis zwei Sauerkrauttage in der Woche ein, bis Sie Ihr Zielgewicht erreicht haben.

»Wenn Sie Ihr Gewicht auf leichte Weise reduzieren wollen, sollten Sie pro Woche ein bis zwei Sauerkrauttage einlegen.«

Kleine Wunden

Schon Sebastian Kneipp setzte Sauerkraut bzw. „Krautwasser" bei Brandwunden und Quetschungen ein. Ein Zeitgenosse Kneipps, der französische Arzt Dr. Blanc, konzentrierte sich in seiner wissenschaftlichen Arbeit auf die Erforschung der „heilsamen Wirkung des Kohlblattes bei Geschwüren unterschiedlichster Art".

1950 entdeckte dann der amerikanische Wissenschaftler G. Cheney einen Stoff, der in großen Mengen vor allem im Weißkohl vorkommt. Dieser von ihm als „Anti-Ulkus-Faktor" bezeichnete Eiweißgrundbaustein schützt die Schleimhäute gegen Geschwüre verursachende Reize und fördert die Heilung bereits bestehender Geschwüre.

Bei kleinen Verletzungen, Verbrennungen oder Insektenstichen hilft ein Sauerkrautwickel. Bei großflächigen Verletzungen sollten Sie jedoch unbedingt den Arzt aufsuchen.

Auch hier hilft Sauerkraut:

Entzündliche Darmerkrankungen (Sauerkraut- oder Kohlsaft), Gastritis (Kur mit Kohlsaft), Magengeschwüre (Kur mit Kohlsaft), Übergewicht (Sauerkrautkur), Verstopfung (Sauerkraut essen, Saft trinken).

Teebaumöle

Wenn von Teebaumöl gesprochen wird, ist meistens das ätherische Öl des australischen Teebaums gemeint, doch gibt es noch vier weitere Öle, die in ihrer Heimat ebenfalls als Teebaumöle bezeichnet werden, nämlich Cajeput, Kanuka, Manuka und Niaouli. Zwar verfügen alle über ähnliche Eigenschaften, doch weist jedes dieser insgesamt fünf Öle gewisse Wirkungsschwerpunkte auf.

Ein bißchen Geschichte

» Zu den Teebaumölen rechnet man die ätherischen Öle des australischen Teebaums sowie die von Cajeput, Kanuka, Manuka und Niaouli. «

Ihrem Namen erhielten die Teebäume von dem englischen Weltumsegler James Cooke. Er erforschte um 1770 neben anderen Ländern auch Australien und Neuseeland. Da seine Crew in schlechter Verfassung war, suchten Expeditionen, an denen auch Biologen beteiligt waren, an Land nach Pflanzen, mit denen man die gängigsten körperlichen und seelischen Beschwerden lindern oder sogar heilen konnte. Dabei stand im Vordergrund, daß die Teeaufgüsse aus den Blättern dieser Pflanzen belebend sowie stimmungsaufhellend wirkten und gleichzeitig aber auch Probleme wie schlecht heilende Wunden, Zahnfleischbluten etc. erfolgreich bekämpften. Alle Pflanzen, die diese Voraussetzungen erfüllten nannte man „Tea Trees" (Teebäume). Damit wurde also nicht bestimmte Pflanzen bezeichnet, sondern alle Bäume, aus deren Blättern sich Tees zubereiten lassen. Folglich tragen verschiedene Bäume in unterschiedlichen Ländern den Namen Tea-Tree oder Teebaum. Die Ureinwohner Australiens, die Aborigines, schätzen die heilende Kraft des Teebaums schon seit vielen tausend Jahren.

Cajeput wird von den Malayen und Javanern als schweißförderndes Mittel bei mit Fieber verbundenen Infektionen geschätzt. Zu Beginn des 17. Jahrhunderts brachten die Holländer, die die Molukken eroberten, Cajeput nach Europa. Das Öl des Cajeput wird bei uns in Deutschland bereits seit 1717 medizinisch verwendet.

In Neukaledonien wird das Öl des Niaouli schon seit vielen Jahrhunderten gegen fiebrige Erkältungen, Durchfall und schlecht heilende Wunden sowie Bronchitis und Tuberkulose eingesetzt. Seit 1853 wird das ätherische Öl nach Europa exportiert.

Der Manukabaum wurde erstmals von zwei deutschen Botanikern beschrieben, die sich der zweiten Entdeckungsreise von James Cook angeschlossen hatten. Manuka gehört zu den traditionellen Heilmitteln der Maoris, das sie auch heute noch verwenden.

Ein kurzer botanischer Streifzug

Die Teebäume gehören zur Familie der Myrthengewächse, der Myrtaceen. Sie haben im tropischen und subtropischen Klima im Laufe von vielen Millionen Jahren Inhaltsstoffe entwickelt, mit denen sie Pilze, Bakterien, Viren und Parasiten abwehren können. Kein Wunder also, daß die ätherischen Öle der Teebäume gegen Keime aller Art äußerst effektiv sind. Besonders stark entwickelt ist diese keimtötende Wirkung bei den Melaleuca-Arten Cajeput, Niaouli und Tea-Tree sowie den Leptospermum-Arten Manuka und Kanuka.

»Die ätherischen Öle der Teebäume lassen sich gegen Keime aller Art äußerst effektiv einsetzen.«

■ **Tea-Tree.** Tea-Tree oder *Melaleuca alternifolia* ist in der tropischen Region von Nordaustralien beheimatet. Man findet ihn aber auch in Südafrika, Angola, Indien und Malaysia. Wie alle Teebaumarten, ist auch der Tea-Tree sehr robust und widerstandsfähig. Der immergrüne Baum hat schmale, lanzettförmige, hellgrüne Blätter. Die Blüten sind weiß und verströmen einen stark aromatischen Duft. Der Tea-Tree wächst schnell und kann bis zu 8 Meter hoch werden. In den Plantagen wird jedoch die strauchartige Form gezüchtet, die nur eine Höhe von 1,5 Meter erreicht. Das Öl des australischen Teebaums wird durch Wasserdampf-Destillation gewonnen. Es duftet ziemlich streng nach Medizin, so daß man sich an den Duft erst gewöhnen muß.

» Die Teebaumöle gewinnt man aus den Blättern der Teebäume durch Wasserdampfdestillation. «

■ **Cajeput.** Cajeput oder *Melaleuka cajeputi* stammt ursprünglich von den Molukken und ist jetzt in Indonesien, Malaysia, Philippinen und Nordaustralien beheimatet. Cajeput ist ebenfalls ein sehr widerstandsfähiger Baum. Er wird noch größer als der Tea-Tree, nämlich 15 bis 25 Meter. Auch beim Cajeput handelt es sich um einen immergrünen Baum mit schmalen, graugrünen, ledrigen Blättern. Im Frühsommer zieren ihn viele weiße Blüten. Sowohl Blätter wie Blüten duften leicht nach Eukalyptus. Im Gegensatz zum Tea-Tree wird das ätherische Öl des Cajeput nicht aus Plantagenpflanzen, sondern aus den Blättern und Zweigen wildwachsender Bäume destilliert. Der Duft des Öls erinnert ein bißchen an Eukalyptus.

■ **Niaouli.** Niaouli oder *Melaleuca viridiflora* Gaertner stammt ursprünglich aus Australien (Queensland, Neusüdwales) und Neukaledonien. Inzwischen findet man ihn auch in Madagaskar. Wie bei allen Teebäumen, sind Robustheit und Widerstandsfähigkeit auch charakteristisch für den Niaoulibaum. Er kann bis zu 15 Meter hoch werden und hat eine dicke weiße Rinde, die man leicht abziehen kann. Seine schmalen, graugrünen Blätter duften aromatisch. Aus den stark belaubten Zweigen des Cajeput wird das Öl durch Wasserdampfdestillation gewonnen. Auch das Öl des Cajeput duftet nach „Medizin".

■ **Manuka.** Manuka oder *Leptospermum scoparium* ist eine einheimische Pflanze Neuseelands. Ursprünglich stammt sie jedoch aus Ostaustralien, von wo sie sich später über Westaustralien, Tasmanien, Neuseeland, Neuguinea und Südostasien verbreitete. Manukabäume wachsen schnell und werden bis zu 8 Meter hoch. Sie haben kleine, spitze Blätter und sind im Frühjahr von kleinen, ausgezeichnet duftenden Blüten übersät. Inzwischen ist Manuka auch in Europa als Zierbaum oder -strauch sehr beliebt.

» Sowohl Manuka als auch Kanuka findet man heute vor allem in Neuseeland, wo auch die Ölproduktion beheimatet ist. «

■ **Kanuka.** Kanuka oder *Kunzea ericoides* wird in Neuseeland als einheimische Pflanze angesehen, doch kommt er wie der Manuka aus Australien und wächst heute auf große Buschflächen in Neuseeland. Der Kanukabaum ist ebenso robust und widerstandsfähig wie der Manukabaum. Man findet ihn in von Höhen um den Meeresspiegel bis zu 1000 Metern. Vom Aussehen her ähnelt er dem Manukabaum, wird jedoch größer und buschiger. Im Sommer ist er mit vielen weißen Blüten geschmückt. Das Öl des Kanuka wird aus den Zweigen und Blättern durch Wasserdampfdestillation gewonnen. Es duftet krautig und erdig, aber frisch. Bei uns in Europa ist es noch weitgehend unbekannt.

Die Wirkstoffe der Teebaumöle

Die wichtigsten Inhaltsstoffgruppen und Einzelstoffe:

- *Monoterpenole:* Geraniol, Linalool, a-Terpineol, Terpinen-4-ol,
- *Monoterpene:* p-Cymen, a-Pinen, a-g-Terpinen,
- *Oxide:* 1,8 Cineol,
- *Sesquiterpene:* Cadinen,
- *Sesquiterpenole:* Viridiflorol,
- *Triketone:* Leptospermone.

» Die Wirkungen der einzelnen Teebaumöle bzw. verschiedener Teebaumölkombinationen werden durch die einzelnen Inhaltsstoffe gruppenbestimmt. «

■ **Tea-Tree.** Tea-Tree enthält bis zu 45 % Monoterpenole, 40 bis 45 % Monoterpene und 3 bis 15 % Cineol. Beim Tea-Tree kann die chemische Zusammensetzung und folglich auch die Wirkung erheblich variieren. Zwar sind diese Typen äußerlich nicht zu unterscheiden, doch beim Zerreiben der Blätter wird das Geheimnis gelüftet: Enthält der Tea-Tree viel Cineol, so duften sie stark nach Eukalyptus. Weisen sie dagegen einen höheren Monoterpenolgehalt auf, so ist dieser Duft erheblich schwächer.

■ **Cajeput.** Dieser Teebaum enthält 50 bis 60 % Cineol, 12 % Monoterpenole und 25 % Monoterpene.

■ **Niaouli.** Ähnlich wie beim Tea-Tree gibt es auch vom Niaouli verschiedene Typen, die nur in puncto ihrer Inhaltsstoffe, nicht jedoch äußerlich zu unterscheiden sind. Der Anteil der Inhaltsstoffe hängt vom Anbauort des Niaoulibaums ab. Im Niaouli-Öl findet man 7 bis 12 % Monoterpenole, 15 bis 20 % Monoterpene, 40 bis 60 % Cineol und 10 bis 15 % Sesquiterpenole.

■ **Manuka.** Das Öl des Manukabaums enthält 60 bis 68 % Sesquiterpene und als einziger Teebaum 20 bis 25% Triketone.

■ **Kanuka.** In der Zusammensetzung der Inhaltsstoffe zeigt sich der doch deutliche Unterschied zwischen Manuka und Kanuka. Im Kanuka-Öl findet man die drei Inhaltsstoffgruppen Monoterpene (65 %), Sesquiterpenole (7 bis 12 %) und Sesquiterpene (7 bis 11 %).

Um die Wirkung der einzelnen Teebaumöle bzw. die verschiedener Tebaumöl-Kombinationen zu verstehen, muß man sich mit den Wirkungen der einzelnen Inhaltsstoffgruppen beschäftigen.

- *Monoterpenole* regen Nervensystem, Muskeln und Gewebe an. Sie wirken bei körperlicher oder seelischer Verkrampfung bzw. Erregung ausgleichend und heben die Stimmung. Sensiblen Menschen verleihen sie mehr Robustheit. Außerdem fördern die Monoterpenole den Reparaturmechanismus der Hautzellen und stärken das Immunsystem.

- *Monoterpene* steigern die Produktion körpereigener entzündungshemmender und schmerzlindernder Substanzen. Sie haben kortisonähnliche Eigenschaften, wodurch sie die Bildung des Nebennierenrindenhormons Kortison fördern. Dieses Hormon reduziert Entzündungen, Schmerzen und allergische Reaktionen. Die Monoterpene aktivieren die Selbstheilungskräfte und die psychische Durchsetzungskraft. Sie sorgen für eine optimistische Grundstimmung.
- *Oxide* (Cineol): Das 1,8-Cineol verfügt über antibakterielle und antivirale Eigenschaften. Außerdem lindert es Schmerzen und löst Schleim. Seelisch befreit Cineol von traurigen Gedanken. Es regt den Gehirnstoffwechsel, den Kreislauf und die Produktion anregender Botenstoffe an.
- *Sesquiterpene* regulieren den Histaminspiegel und reduzieren folglich Schmerz-, Juckreiz-, Entzündungs- und allergische Reaktionen. Sie beruhigen die irritierte Haut, fördern die Wundheilung und die Regenerationsfähigkeit von Haut sowie Schleimhaut. Zusätzlich schützen sie das Nervensystem vor starken Reizen. Die Sesquiterpene bauen bei psychischer Erschöpfung wieder auf.
- *Sesquiterpenole* regulieren das Gleichgewicht zwischen anregenden und beruhigenden Botenstoffen sowie die Balance der einzelnen Hormone. Sie stärken das Immunsystem, wodurch sie die Wundheilung und die Hautregeneration fördern.
- *Triketone* hat man bis jetzt nur im Manuka-Öl nachgewiesen. Sie wirken sehr erfolgreich gegen Infektionen, z.B. mit Pilzen, und stärken die Regenerationsfähigkeit von Haut und Schleimhaut. Das zentrale Nervensystem wird durch die Triketone leicht stimuliert. Sie erhöhen die Hirnaktivität und die Konzentrationsfähigkeit.
- *Ester* wirken entspannend und beruhigend, vertreiben Ängste und führen zu einem ausgeglichenen Wohlgefühl.

»Tea-Tree fördert die Regenerationsfähigkeit der Haut, stärkt das Immunsystem, hebt Stimmung und verleiht Kraft.«

Da Teebaumöle keine Ester enthalten, sollte man sie immer mit esterhaltigen Ölen wie Lavendel, Bergamotte oder Palmarosa mischen.

■ **Tea-Tree.** Aufgrund der Kombination von 40 bis 45 % Monoterpenolen und bis zu 45 % Monoterpenen weist Tea-Tree eine hohe Aktivität gegen eine Reihe unterschiedlicher Bakterien auf, z.B. gegen die Erreger von Harnwegsinfektionen. Zusätzlich wirkt er diuretisch, also entwässernd, ohne jedoch – wie synthetische Diuretika – die Mineralstoffe auszuschwemmen. Tea-Tree fördert die Regenerationsfähigkeit der Haut und stärkt das Immunsystem. Auf der psychischen Seite wird für Tea-Tree eine stabilisierende und angstlösende Wirkung verzeichnet. Er hebt die Stimmung und verleiht Kraft.

■ **Cajeput.** Bei Cajeput-Öl handelt es sich um ein im Vergleich zum Tea-Tree sanftes, aber dennoch sehr effektives Öl gegen Atemwegskrankheiten und grippale Infekte, vor allem bei Kindern. Sein hoher Cineolgehalt ist für den schleimlösenden Effekt verantwortlich. Die Kombination Cineol plus Monoterpenolen wirkt antibakteriell und antiviral. Cajeput-Öl beruhigt die Schleimhäute. Cineol plus Monoterpene hemmen den Entzündungsprozeß und lindern Schmerzen. Cajeput-Öl beeinflußt dank seiner Inhaltsstoffe Cineol und Monoterpenen die Psyche enorm. Es verleiht Durchhaltevermögen sowie Widerstandskraft und regt zum logischen Denken an. Streß wird besser verarbeitet.

■ **Niaouli.** Auch beim Niaouli-Öl beruht die Hauptwirkung auf seinem stark antiviralen, antibakteriellen, antimykotischen und entzündungshemmenden Effekt. Außerdem löst es den Schleim bei Erkältungskrankheiten und stimuliert das Immunsystem. Niaouli-Öl stärkt die seelische Widerstandskraft und erhöht das Selbstvertrauen. Es hilft, aussichtslos erscheinende Situationen zu meistern.

■ **Manuka.** Eine deutlich stärkere antibakterielle und antimykotische Wirkung als für Tea-Tree wurde für Manuka nachgewiesen. Wissenschaftliche Untersuchungen haben gezeigt, daß Manuka-Öl *Candida albicans*, den Erreger, der wahrscheinlich für viele Magengeschwüre verantwortlich ist, abtötet. Hautbeschwerden reagieren äußerst positiv auf die Anwendung von Manuka. Es aktiviert die Zellneubildung und die Regenerationsfähigkeit der äußeren Hautschichten. Untersuchungen aus Neuseeland deuten darauf hin, daß Manuka die Schuppenflechte in vielen Fällen deutlich lindern kann. Manuka stabilisiert und schützt die Nerven. Es wirkt harmonisierend auf das vegetative Nervensystem. Dadurch werden starke Gefühlsschwankungen ausgeglichen, das seelische Gleichgewicht wird wiederhergestellt.

■ **Kanuka.** Bei Kanuka spielt die körperliche Anwendung die wichtigste Rolle. Es wirkt antibakteriell und antimykotisch, jedoch nicht in dem Ausmaß wie Manuka oder Tea-Tree. Kanuka besitzt einen antirheumatischen Effekt. Es stimuliert die Nebennierenrindentätigkeit, wodurch mehr Kortison gebildet wird. Dieses wiederum lindert Schmerzen und hemmt Entzündungen. Das Kanuka-Öl reguliert die Schleimproduktion, stärkt die Venen und entlastet das Lymphsystem. Hautbeschwerden lassen sich mit Kanuka-Öl lindern. Das Öl gibt Kraft. Es sorgt für eine optimistische Stimmung und vertreibt – in Verbindung mit Lavendel-Öl – Mutlosigkeit sowie Enttäu-schung.

» Bei Kanuka ist vor allem der antirheumatische Effekt von Bedeutung. «

Wie werden Teebaumöle angewendet?

Teebaumöl eignet sich für die unterschiedlichsten Anwendungen. Sie können *inhaliert* werden. Dafür gibt man 3 Tropfen (Kinder: 1 Tropfen) der Ölemischung in eine Schüssel mit heißem Wasser. Mit einem Handtuch über dem Kopf atmet man die Dämpfe rund 5 Minuten ein.

Auch einem *Voll- oder Fußbad* können Sie Teebaumöle – mit einem Emulgator wie Sahen oder Honig – zugeben. Vermischen Sie für ein Vollbad 1 Eßlöffel Honig oder 2 Eßlöffel Sahne mit ungefähr 6 Tropfen Teebaumöl. Bei einem Fußbad eignet sich Pflanzenöl (1 Eßlöffel) als Emulgator, das Sie mit 3 Tropfen Teebaumöl vermengen.

Für ein *Körperöl* mischen Sie ein Trägeröl wie Johanniskraut- oder Jojobaöl mit einigen Tropfen Teebaumöl. Massieren Sie mit dem Öl entweder nur die betroffenen Bereiche oder den ganzen Körper.

Sehr gerne werden Teebaumöle in der Duftlampe angewendet. Schütten Sie erst etwas Wasser in die Duftlampe, dann das ätherische Öl. Dabei richte sich die Menge des Öls nach der Raumgröße. Bis zu 15 Quadratmetern genügen 3 Tropfen, für größere Räume nehmen Sie 10 Tropfen.

Sie können Teebaumöl auch *pur* anwenden, indem Sie wenige Tropfen direkt auf die betroffenen Stellen, z.B. bei Insektenstichen, auftupfen.

Gut zu wissen

Ätherische Öle allein können keine Wunder vollbringen, doch wenn Sie zusätzlich Ihre Ernährung umstellen, viel Mineralwasser trinken und sich ausreichend bewegen, wird der Erfolg nicht ausbleiben.

Hier helfen Teebaumöle

Auf einen Blick

Teebaumöle helfen bei Abwehrschwäche, grippalen Infekten, Husten, Schnupfen, Bindegewebsschwäche, Blasenentzündung, Reizblase, Ekzemen, Gürtelrose, Insektenstichen, Rheuma, seelischen Problemen, kleineren Wunden.

Die fünf Teebaumöle stärken das Immunsystem, helfen bei Erkältungskrankheiten, Muskelverspannungen, Rheuma, Gicht, Harnwegserkrankungen, Bindegewebsschwäche, Hautproblemen, Wunden und Verbrennungen. Sie beruhigen, verleihen Stärke, geben Kraft für den Alltag, erhöhen das Selbstvertrauen, beseitigen Unruhe sowie Nervosität und helfen gegen Schlafstörungen.

Abwehrschwäche

Wenn man häufig an Infektionen leidet, ist das Immunsystem geschwächt. Hierfür können äußere Faktoren wie falsche Ernährung oder Alkoholmißbrauch, vor allem aber innere Faktoren wie Streßreaktionen, depressive Verstimmung oder Angst verantwortlich sein. Zur Abhilfe bereiten Sie aus jeweils 15 Tropfen Manuka- sowie Kanuka-Öl und jeweils 25 Tropfen Palmarosa- sowie Lavendelöl eine Mischung. Geben Sie 6 Tropfen dieser Mischung in 1 Eßlöffel Jojobaöl (alternativ Honig oder Sahne), verrühren Sie die Mischung, und geben Sie sie ins Badewasser. Wenden Sie diese Mischung zweimal wöchentlich an.

Atemwegserkrankungen

Grippale Infekte

Antiviral wirkende ätherische Öle wie die Teebaumöle unterstützen die Abwehrkräfte und lindern grippale Beschwerden wie Husten, Hals- sowie Gliederschmerzen. Mischen Sie 40 Tropfen Palmarosa-Öl, 60 Tropfen Tea-Tree-Öl, 40 Tropfen Niaouli-Öl sowie 60 Tropfen Cajeput-Öl, und geben Sie diese Mischung in ein kleines Fläschchen aus dunklem Glas. Erwachsene sollten am ersten bis dritten Tag des Infekts insgesamt 10 Tropfen dieser Mischung pur auf Handgelenke, Kniekehlen und Lendenwirbelbereich verteilen.

»Teebaumöle unterstützen die Abwehrkräfte und lindern grippale Beschwerden wie Husten, Hals- sowie Gliederschmerzen.«

Husten

Damit sich aus dem Husten keine Bronchitis entwickelt, hat sich für Erwachsene ein Brustöl aus 50 ml Johanniskraut-, Mandel- oder Jojobaöl, 20 Tropfen Cajeput-Öl, 10 Tropfen Niaouli-Öl sowie je 5 Tropfen Kanuka- und Manuka-Öl bewährt. Reiben Sie mit diesem Öl mehrmals täglich Brust und Rücken ein.

»Bei Schnupfen hilft eine Mischung aus Niaouli-, Cajeput-, Manuka- und Kanuka-Öl.«

Schnupfen

Stellen Sie aus jeweils 10 Tropfen Niaouli-, Cajeput-, Manuka- und Kanuka-Öl eine Mischung her, und geben Sie 10 Tropfen dieser Mischung in ein Fläschchen mit Tropfer auf 10 ml Macademianußöl. 2 bis 3 Tropfen geben Sie mehrmals täglich in die Nase. Für Kinder setzen Sie nur die Hälfte der Teebaumöl-Tropfen ein.

Bindegewebsschwäche

Meistens sind Frauen von einer Bindegewebsschwäche betroffen, die sich in Form von Zellulitis, Besenreisern und Krampfadern äußert. Aber auch Hämorrhoiden beruhen auf einer Bindegewebsschwäche. Teebaumöle regen den Stoffwechsel sowie die Entschlackung an und straffen das Bindegewebe. Stellen Sie aus jeweils 5 Tropfen Niaouli- und Kanuka- oder Cajeput-Öl sowie jeweils 10 Tropfen Zypressen- und Lavendel-Öl eine Grundmischung her.

Gegen *Zellulitis* geben Sie diese Mischung in eine Trägerölmischung aus 60 ml Jojobaöl, 20 ml Aloe-vera-Öl und 20 ml Mohnblütenöl.

Gegen *Besenreiser* vermischen Sie die ätherischen Öle mit je 50 ml Jojobaöl und Aloe-vera-Öl.

Gegen *Krampfadern* geben Sie die Mischung in 100 ml Aloe-vera-Öl.

Massieren Sie jeden Morgen mit dem jeweiligen Körperöl die betroffenen Stellen.

Harnwegserkrankungen

Blasenentzündung, Reizblase

Mischen Sie 30 Tropfen Tea-Tree- und 10 Tropfen Cajeput-Öl. Geben Sie am ersten Tag 5mal täglich 2 Tropfen dieser Mischung auf ein Stück Zucker oder in 1 Teelöffel Honig, und lassen Sie das Ganze langsam im Mund zergehen. Ab dem zweiten Tag reicht 1 Tropfen 5mal täglich.

Hauterkrankungen

Ekzeme

Stellen Sie aus 50 ml Aloe-vera-Öl, 50 ml Jojobaöl, 5 Tropfen Manuka-Öl, 10 Tropfen Palmarosa-Öl und 5 Tropfen Lavendel-Öl eine Mischung her, und tragen Sie dieses Körperöl zwei- bis dreimal täglich auf die befallenen Hautstellen auf.

Gürtelrose (Herpes zoster)

Eine Gürtelrose kann äußerst schmerzhaft verlaufen. Sie sollten unbedingt einen Arzt aufsuchen. Unterstützend wirkt hier eine Mischung aus jeweils 20 Tropfen Manuka- oder Niaouli-Öl, Cajeput- und Tea-Tree-Öl, die Sie zu Beginn mehrmals täglich pur auf die Flecken am Körper auftragen. Später werden dann 60 Tropfen dieser Mischung in 10 ml Aloe-vera-Öl gegeben und mehrmals pro Tag auf die betroffenen Hautbereiche aufgetragen.

Insektenstiche

Hier lindern die Teebaumöle Juckreiz, Rötung und Schwellung. Mischen Sie 5 Tropfen Manuka-, 15 Tropfen Tea-Tree- sowie 10 Tropfen Lavendel-Öl, und geben Sie 1 Tropfen der Mischung pur auf den Stich. Bei Bedarf wiederholen.

»Bei Rheuma lindern Teebaumöle die Schmerzen, hemmen die Entzündung und stärken das Immunsystem.«

Rheuma

Hier lindern Teebaumöle die Schmerzen, hemmen die Entzündung und stärken das Immunsystem. Mischen Sie 20 Tropfen Cajeput-, 30 Tropfen Tea-Tree-, 20 Tropfen Kanuka-, 10 Tropfen Manuka- sowie 20 Tropfen Lavendel-

Öl. Bei akuten Schmerzen geben Sie 20 Tropfen dieser Mischung in 20 ml Jojobaöl und verreiben diese neue Mischung auf der schmerzenden Stelle. Zusätzlich können Sie 6 Tropfen der Mischung ins Badewasser geben.

Seelische Probleme

Mangelndes Selbstwertgefühl

Mischen Sie 3 Tropfen Manuka-, 3 Tropfen Kanuka-, 10 Tropfen Palmarosa-, 4 Tropfen Zitronen- sowie 50 ml Jojobaöl, und massieren Sie regelmäßig Füße, Bauch und Lendenwirbelbereich sanft mit diesem Körperöl.

Schlafstörungen

Mischen Sie 3 Tropfen Manuka-, 10 Tropfen Lavendel-, 4 Tropfen Bergamotte- sowie 20 ml Johanniskrautöl, und massieren Sie die Lenden- und Bauchregion zweimal täglich mit dieser Mischung. Schon bald werden Sie sich besser fühlen.

Wichtiger Hinweis

Wenn die Beschwerden über einen längeren Zeitraum andauern, sollten Sie auf alle Fälle einen Therapeuten aufsuchen!

Streß

Mischen Sie 2 Tropfen Manuka-, 2 Tropfen Ylang-Ylang-, 3 Tropfen Bergamotte- sowie 10 ml Jojobaöl, und massieren Sie mit dieser Mischung sanft Ihren Bauch und den Lendenwirbelbereich.

Wut

Bevor Sie vor Wut „explodieren“, massieren Sie eine Mischung aus 1 Tropfen Manuka- und 2 Tropfen Lavendel-Öl pur auf die Mitte der Handinnenfläche ein.

Kleinere Wunden

Mischen Sie je 10 Tropfen Manuka-, Niaouli- und Kanuka-Öl mit 20 Tropfen Lavendel-Öl, und tupfen Sie diese Mischung zwei- bis dreimal täglich mit einem sauberen Finger oder Verbandsmull auf die Wunde.

Beachten Sie!

- Bevor Sie Teebaumöle anwenden, sollten Sie erst testen, ob Ihre Haut reines Teebaumöl verträgt: Geben Sie dazu einige Tropfen Teebaumöl auf Ihren Handrücken, und lassen Sie das Öl dann ungefähr 60 Minuten einwirken. Sobald Hautreizungen wie Jucken, Brennen oder Rötung auftreten, waschen Sie das Öl sofort mit viel kaltem Wasser ab. Sie dürfen dann Teebaumöl nur verdünnt mit Trägerölen anwenden.
- Achten Sie sorgfältig darauf, daß Teebaumöle nicht in Ihre Augen gelangen.
- Teebaumöle verfügen über eine große Wirkkraft. Während der Schwangerschaft und bei Kindern unter 18 Monaten sollten Teebaumöle deshalb nur mit Trägerölen verdünnt eingesetzt werden. Besprechen Sie sich auf jeden Fall mit Ihrem Arzt!

Wein

Ein bißchen Geschichte

Schon seit Jahrtausenden kennt man die Heilkraft des Weins. So verwendeten Ägypter, Griechen und Römer den Wein nicht nur zur äußerlichen, sondern auch zur innerlichen Behandlung von diversen Krankheiten: Hippokrates, um 460 bis 370 v. Chr., der „Urvater" der Medizin, gilt als erster exakter Beobachter der Heilkraft des Weins. Er schrieb: „Der Wein ist ein Ding, in wunderbarer Weise für den Menschen geeignet, vorausgesetzt, daß er bei guter und schlechter Gesundheit sinnvoll und in rechtem Maße verwandt wird, übereinstimmend mit der Verfassung der einzelnen Person." In den hippokratischen Schriften findet man Wein als fiebersenkendes Mittel, das mit Wasser in Verhältnis 1:25 verdünnt eingenommen wird. Der Erfolgszug des Weins als natürliches Heilmittel setzte sich in den folgenden Jahrhunderten fort.

»Die antibakterielle Wirkung des Weins ist weniger auf seinen Alkoholgehalt, sondern vielmehr auf die Gerbstoffe (Tannine) zurückzuführen.«

Die Wirkstoffe von Wein

Heute weiß man, daß die antibakterielle Wirkung des Weins weniger auf seinen Alkoholgehalt, sondern auf die Gerbstoffe, die sogenannten Tannine, zurückzuführen ist. Doch auch die im Wein enthaltenen Mineralstoffe, Spurenelemente, Säuren, Enzyme und Vitamine sind an der gesundheitsfördernden Wirkung des Weins beteiligt. Rotwein zeichnet sich dabei durch eine Besonderheit aus: Er enthält reichlich Antioxidantien, vor allem Phenole. Sie bekämpfen die „freien Radikale", die nach neuesten wissenschaftlichen Untersuchungen die Ursache vieler Erkrankungen sind. Zwar findet man diese Wirkstoffe auch in Obst und Gemüse, doch werden sie im Wein durch den Alkohol vor dem Zerfall bewahrt.

Seit einiger Zeit kann man immer wieder lesen, daß Rotwein – in Maßen genossen – vor Herz-Kreislauferkrankungen schützt. Doch ist Rotwein wirklich ein Wundermittel, wirkt er sich positiv auf unsere physische und psychische Gesundheit aus? Diese Fragen sollen hier erörtert werden.

Das französische Paradoxon. Herz-Kreislauferkrankungen stehen trotz umfangreicher gesundheitlicher Aufklärung in unserer westlichen Welt auch heute noch auf Platz 1 der Todesursachen, und das, obwohl jeder die Risikofaktoren kennt: Rauchen, zu fette Kost, zuviel Alkohol, zu wenig körperliche Bewegung, zuviel Streß etc. Wie lassen sich demgegenüber aber die Ergebnisse französischer Studien erklären, die als „französisches Paradoxon" bekannt sind? Sie besagen, daß die Franzosen, obwohl sie alle oben erwähnten „Laster" haben, weitgehend vor Herz-Kreislauferkrankungen geschützt sind. Die Antwort ist einfach: Die Franzosen trinken gern Rotwein, und es ist wissenschaftlich erwiesen, daß mäßige Rotweintrinker im Vergleich mit Abstinenzlern statistisch ein niedrigeres Herzinfarktrisiko aufweisen und seltener an Herz-Kreislauferkrankungen leiden. Dies trifft übrigens auf die Bewohner des gesamten Mittelmeerraums zu, wo noch die mediterrane Kost mit ihrer Verwendung von Pflanzenölen als positiver Gesundheitsfaktor hinzutritt.

»Es ist wissenschaftlich erwiesen, daß mäßige Rotweintrinker im Vergleich mit Abstinenzlern statistisch ein niedrigeres Herzinfarktrisiko aufweisen.«

Mäßig, aber regelmäßig. Wein, vor allem Rotwein, ist ein natürliches Heilmittel, das die Gesundheit unterstützt und sich bei Krankheiten als sehr hilfreich erwiesen hat. Das bedeutet jedoch nicht, daß man, statt die verschriebenen Medikamente einzunehmen, zum Rotwein greifen sollte. Als empfohlene Weinmenge gilt: 1 Glas (0,2 l) zur

Hauptmahlzeit und 1 Glas in den Abendstunden. Frauen sind leider wie so oft benachteiligt: Da sie Alkohol nicht so schnell abbauen können wie Männer, sollten sie ihren täglichen Weinkonsum auf 0,3 l beschränken.

Hier hilft Rotwein

Auf einen Blick Rotwein hilft bei Appetitmangel, Blutarmut, Herzinfarktprävention, Rekonvaleszenz, Schlafstörungen.

Rotwein beeinflußt den gesamten Organismus positiv: Er stimuliert das Immunsystem, stärkt die Atmung, reguliert das Herz-Kreislaufsystem, den Blutdruck und die Säureproduktion im Magen, schützt die Blutgefäße, regelt die Verdauung, wirkt harntreibend und aktiviert die Produktion des Schilddrüsenhormons. Entsprechend breit ist auch die Palette der Einsatzgebiete für Wein.

Appetitmangel

Bei unerwünschtem und unerklärlichem Gewichtsverlust sollten Sie die Ursache unbedingt vom Arzt überprüfen lassen. Sollte sich herausstellen, daß „lediglich" Appetitmangel dafür verantwortlich ist, steht dem Glas Rotwein nichts mehr entgegen: Er beruhigt, steigert den Appetit und fördert das Hungergefühl. Trinken Sie in diesem Fall 30 Minuten vor den Mahlzeiten 1 Glas Rotwein.

Blutarmut (Anämie)

Wenn Sie unter Blutarmut leiden, enthält Ihr Blut zu wenig rote Blutkörperchen (Erythrozyten), die Sauerstoff im

Körper transportieren und Eisen enthalten. Besteht ein Erythrozytenmangel, so äußert sich dies in Müdigkeit, Schwindel, Leistungstiefs und eventuell auch in Schleimhautblutungen. Verantwortlich für diese charakteristischen Symptome ist der bei einer Anämie vorliegende Eisenmangel. Rotwein ist eine ergiebige Eisenquelle: Pro Liter liefert er 10 mg Eisen. Außerdem enthält er Vitamin B_{12}, ohne das der Organismus Eisen nicht binden kann. Trinken Sie zu den Mahlzeiten 1 bis 2 Gläser Rotwein.

»Rotwein ist eine ergiebige Eisenquelle und deshalb bei anämischen Symptomen als Therapeutikum empfehlenswert.«

Herz-Kreislauferkrankungen

Herzinfarktprävention

Wie bereits erwähnt, senkt Rotwein das Herzinfarktrisiko. Um diesen positiven Effekt zu unterstützen, sollten Sie zusätzlich andere Risikofaktoren wie Rauchen, Übergewicht etc. abbauen. In der mediterranen Küche finden Sie viele Rezepte, in denen leichte Kost mit Rotwein verbunden ist.

Rekonvaleszenz

Jeder kennt den Zustand, wenn man z. B. eine Erkältung überwunden hat: Man fühlt sich schlapp, müde und erschöpft. Schon immer ist die Genesung das wichtigste Einsatzgebiet für Rotwein: Er liefert notwendige Vitamine und Vitalstoffe, um die leeren Energietanks des Körpers wieder aufzufüllen. Trinken Sie 1 bis 2 Gläser Rotwein – am besten einen gehaltvollen, alten Wein – zu den Mahlzeiten.

Schlafstörungen

Sicherlich haben Sie auch schon mal stundenlang im Bett gelegen und konnten nicht einschlafen. Am nächsten

> »Rotwein – in Maßen genossen – ist ein probates Einschlafmittel.«

Morgen fühlt man sich dann wie „gerädert" und kommt überhaupt nicht richtig in Schwung. Oder Sie wachen in der Nacht auf und können dann nicht mehr einschlafen. Man hat dann das Gefühl, daß die Probleme, die am Tag noch gar nicht als so dramatisch empfunden wurden, einem über den Kopf wachsen. Greifen Sie in solchen Situationen nicht gleich zur Schlaftablette, sondern versuchen Sie es erst einmal mit Rotwein. Er beeinflußt Ihren Biorhythmus nicht, sondern beschert Ihnen einen entspannten und erholsamen Schlaf. Doch sollten Sie abends nicht mehr als 1 bis 2 Gläser Rotwein trinken, sonst erreichen Sie genau das Gegenteil des Gewünschten: Sie schlafen zwar schnell ein, doch wachen recht bald wieder auf. Trinken Sie deshalb abends in entspannter Atmosphäre 1 Glas eines Rotwein, z. B. einen Spätburgunder.

Ein Gläschen in Ehren ...

Rotwein ist ein Naturheilmittel, dessen Wirkung schon seit Jahrtausenden hochgeschätzt wird. Doch gibt es Situationen, in denen er unter keinen Umständen getrunken werden darf.

- Strikte Abstinenz gilt für Säuglinge, Kinder, Schwangere, stillende Mütter und Alkoholiker. Auch bei akuten Entzündungen, z.B. von Leber, Magen, Darm, Niere etc., sowie bei schweren psychischen Erkrankungen muß absolutes Alkoholverbot herrschen.
- Der Diabetiker steht hierbei zwischen den Fronten von absoluter Abstinenz und unbeschwertem Weingenuß. Er darf – wenn vom Arzt nicht verboten – Rotwein in geringen Mengen trinken, doch sollte er Weinsorten wählen, die das Prädikat „Für Diabetiker geeignet" tragen bzw. herbe, trockene Rotweine bevorzugen. Die mit dem Wein aufgenommenen Kalorien müssen natürlich bei der täglichen Berechnung berücksichtigt werden.

Weißdorn

Ein bißchen Geschichte

Erst seit dem 19. Jahrhundert macht man sich in Europa die medizinische Wirkung der Blätter, Blüten und Früchte des Weißdorns wieder zunutze. Nachdem Weißdorn im Mittelalter als wirksam gegen Hexen und zum Fernhalten von Erkrankungen gepriesen worden war, geriet er erst einmal in Vergessenheit. Anders erging es ihm in China: Seit über tausend Jahren werden in der traditionellen chinesischen Medizin verschiedene Weißdornarten angewendet.

Heute genießt der Weißdorn auch bei uns wissenschaftliche Anerkennung. Insbesondere Tees aus den Früchten, den Blättern oder Blüten des Weißdorns werden häufig bei Herzschwäche und Kreislaufbeschwerden eingesetzt. Der Weißdorn, u.a. auch Hagdorn genannt, gehört mittlerweile zu den am häufigsten verwendeten Heilpflanzen und nimmt einen festen Platz in der naturheilkundlichen Behandlung von Herzbeschwerden ein.

»Weißdorn wird vor allem bei Herzschwäche und Kreislaufbeschwerden eingesetzt; im Rahmen der naturheilkundlichen Behandlung von Herzbeschwerden nimmt er schon seit langem einen festen Platz ein.«

Ein kurzer botanischer Streifzug

Zwei verschiedene Arten des Weißdorns (sein botanischer Name lautet *Crataegus*) wachsen im gesamten europäischen Raum: der eingriffelige und der zweigriffelige Weißdorn. Beide Arten lassen sich für medizinische Zwecke verwenden. Obwohl *Crataegus* zur Familie der Rosengewächsen zählt, zeichnet er sich nicht gerade durch einen angenehmen Duft aus. Die Sträucher werden mehrere Meter hoch und aufgrund ihrer Dornen gern als abzäunende Heckenpflanze eingesetzt. Die Blätter sind meist dreilappig und haben ungleichmäßig eingesägte Ränder. Sie sind auf ihrer Oberseite dunkelgrün, unterwärts hellgrün bis bläulichgrün. Weißdornblüten sind weiß mit roten Staubfäden und blühen zwischen Mai und Juli. Die Früchte sind rot.

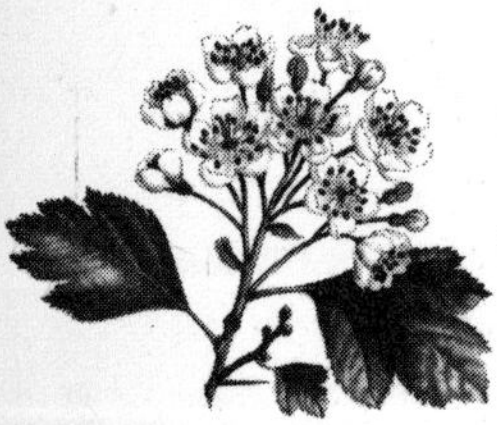

Weißdorn *(Crataegus)*

Wenn Sie Weißdorn selbst verarbeiten möchten, sollten Sie daran denken, daß die getrockneten Pflanzenteile lichtgeschützt und trocken aufbewahrt werden müssen, da sie sonst ihre Wirksamkeit verlieren, die ohnehin im Laufe der Zeit nachläßt. Ernten Sie daher jedes Jahr frisch.

Die Wirkstoffe von Weißdorn

Weißdorn enthält vor allem große Anteile an Flavonoiden. Daneben kommen Procyanidine, biogene Amine und etliche andere Substanzen in den Weißdornteilen vor. Verantwortlich für die heilsame Wirkung von *Crataegus* ist jedoch nicht ein einzelner Wirkstoff, sondern das Zusammenspiel der gesamten im Weißdorn enthaltenen Substanzen. Vermutlich potenzieren sich deren Wirkungen durch gegenseitige Beeinflussung sogar.

Crataegus-Präparate wirken durchblutungsfördernd; sie lindern und wirken vorbeugend bei leichter Herzschwäche, insbesondere beim sogenannten Altersherz. Weißdorn stärkt den Herzmuskel und wirkt daher Unregelmäßigkeiten des Herzschlags entgegen. Außerdem wird die Herzreizleitung positiv beeinflußt, so daß leichte Herzrhythmusstörungen mit Weißdorn behandelt werden können.

Wie wird Weißdorn angewendet?

Sie können in der Apotheke entweder ausschließlich Weißdornblüten oder diese in Mischung mit Weißdornblättern kaufen. Wissenschaftliche Untersuchungen zur Wirksamkeit von Crataegus-Präparaten sind meist mit diesen Mischungen durchgeführt worden. Wirksamer sind wohl aber eher die reinen Blüten, für die man dann auch gleich deutlich tiefer ins Portemonnaie greifen muß.

»Weißdorn gibt es in Form von Tee oder Tropfen; homöopathische Zubereitungen helfen bei Herzbeschwerden.«

Zur Vorbeugung von Herz-Kreislaufschwächen brühen Sie sich einen *Weißdorntee*, indem Sie etwa 2 Teelöffel Blüten oder Blüten-und-Blätter-Mischung mit 1/4 Liter heißem Wasser übergießen.

Crataegus wird in der Apotheke vor allem in Form von *Tropfen* angeboten. Achten Sie bei den Fertigpräparaten darauf, daß diese standardisierte Wirkstoffmengen enthalten: Um einen Heileffekt zu erzielen, benötigen Sie pro Tag 600 bis 900 mg Weißdornextrakt.

Auch *homöopathische Zubereitungen* mit Weißdorn helfen bei Herzbeschwerden. Häufig gibt es Kombinationspräparate mit anderen Heilpflanzen, insbesondere gegen Kreislaufschwäche.

Hier hilft Weißdorn

Auf einen Blick

Weißdorn hilft bei leichter Herzschwäche, Altersherz, Nachbehandlung des Herzinfarkts, nervösen Herzbeschwerden.

Weißdorn hilft bei Herzschwäche, zur Vorbeugung und Besserung beim Altersherz sowie bei nervösen Herzbeschwerden. Außerdem stärkt er Herz und Kreislauf.

Um mit der Weißdornbehandlung Erfolg zu haben, müssen Sie etwas Geduld aufbringen, denn Wunder von heute auf morgen sind nicht zu erwarten. Erst etwa 4 bis 8 Wochen nach Einnahmebeginn entfaltet Weißdorn seine volle Wirksamkeit. Die Dauer der Anwendungen sollte daher mindestens 2 Monate betragen.

Herzbeschwerden

Leichte Herzschwäche

Eine Herzschwäche kann viele Ursachen haben. Infektionen beispielsweise können die Leistungsfähigkeit des Herzens beeinträchtigen, und nach überstandener Erkrankung muß sich das angeschlagene Organ erst wieder erholen. Die Symptome bei normaler Belastung sind Atemnot, schnelle Ermüdungserscheinungen, hoher Puls und manchmal auch ein zu hoher Blutdruck. Durch seinen durchblutungsfördernden Effekt speziell auf die Herzkranzgefäße stärkt Weißdorn den Herzmuskel. Nehmen Sie Weißdorntee über mehrere Wochen ein, oder verwenden Sie Fertigpräparate aus der Apotheke.

Gut zu wissen

Jeden Tag 1 bis 2 Tassen Weißdorntee beugen dem sogenannten Altersherz vor.

Altersherz

Im Laufe des Lebens entstehen am Herz altersbedingte Veränderungen: Degenerationserscheinungen am Herzmuskel mit folgender eingeschränkter Herzmuskelleistung, sklerotische Veränderungen der Herzarterien mit folgender eingeschränkter Durchblutung. Solche Veränderungen schränken die Leistungsfähigkeit dieses wichtigen Organs ein. Je nach den Belastungen, denen Ihr Herz im alltäglichen Leben ausgesetzt ist, kann es früher (ab dem 30. Lebensjahr) oder später zu Beschwerden kommen.

Bei den ersten Anzeichen, die auf ein geschwächtes Herz hindeuten (Leistungsminderung, rasche Ermüdung, Atemnot), sollten Sie an Weißdorn denken. Es eignen sich auch hier Tees oder Fertigpräparate. Ein Arzt ist in jedem Falle zu Rate zu ziehen, wenn die Beschwerden das Ausmaß einer Erkrankung annehmen. Es geht schließlich um Ihr Herz.

Nachbehandlung des Herzinfarkts

Nach einem Herzinfarkt kommt der Durchblutung der koronaren Herzkranzgefäße besondere Bedeutung zu. Nur unter einer guten und ausreichenden Versorgung mit Blut kann das in Mitleidenschaft gezogene Muskelgewebe regenerieren. Die durchblutungsfördernde Wirkung des Weißdorns und sein positiver Einfluß auf den Herzmuskel beschleunigen die Genesungsphase nach einer solchen Erkrankung. Auch hierfür können Sie in Ihrer Apotheke Fertigpräparate erhalten. Eine länger andauernde Kur mit Weißdorntee ist aber meist nicht weniger wirksam.

»Bei allen Herzerkrankungen ist vor jeder Selbstbehandlung unbedingt der Rat eines Arztes einzuholen.«

Nervöse Herzbeschwerden

Durch den die Herzleistung stärkenden Einfluß des Weißdorns lassen sich auch nervöse Herzbeschwerden lindern. Die Symptome nervöser Herzbeschwerden sind Herzklopfen, Schwitzen, Engegefühl in der Brust; der Betroffene fühlt sich ängstlich und nervös. Die Symptome treten unabhängig von Belastung auf und haben keinen organischen Ursprung. Empfehlenswert ist auch hier eine länger andauernde Kur mit Weißdorntee.

Zwiebel

Ein bißchen Geschichte

Wie so viele Heilpflanzen, blickt auch die Zwiebel auf eine mehrere Tausend Jahre alte Geschichte zurück, denn seit diesem Zeitraum wird sie in verschiedenen Kulturen nicht nur als Nahrungs- und Würz-, sondern auch als Heilmittel geschätzt. So erhielten die Arbeiter der Cheopspyramide nicht nur Knoblauch (siehe Seite 152), sondern auch Zwiebeln, um sie vor Krankheiten zu schützen. Damals wurden nahezu allen Lauchgewächsen magische Kräfte zugesprochen, was auf die antibiotischen Eigenschaften dieser Pflanzen zurückzuführen sein dürfte. Im Alten Testament kann man nachlesen, daß die Israeliten, welche Lauch, Knoblauch und natürlich auch die Zwiebel von den Ägyptern kannten, bei ihrem Auszug aus der ägyptischen Gefangenschaft den Verlust dieses von ihnen geschätzten Gemüses beklagten.

»Seit Jahrtausenden wird die Zwiebel in den verschiedenen Ländern und Kulturen nicht nur als Nahrungs- und Würz-, sondern auch als Heilmittel geschätzt.«

Auch bei den Griechen und Römern war die Zwiebel sehr begehrt. So hat Hippokrates aus Zwiebeln Salben gegen Vereiterungen hergestellt. Er setzte das Gemüse überdies als harntreibendes und Abführmittel ein. Die große Bedeutung der Zwiebel in der Antike kann man daraus ersehen, daß Lauchgewächse in den Mythen der alten Griechen erwähnt werden.

Die Römer setzten Zwiebeln gegen Asthma, Husten, Rheuma, Diabetes, Herzerkrankungen und Insektenstiche ein, aber auch bei der Geburtshilfe und gegen Menstruationsbeschwerden wurden sie damals sehr geschätzt. Neben ihren gesundheitsfördernden Wirkungen diente die

Zwiebel ebenso wie der Knoblauch auch als Aphrodisiakum (sexuell anregendes Mittel).

So berichtet der Historiker Plutarch: Die Zwiebel „erweckt Begierden und lockt Tränen ins Auge". Der therapeutische Ruf der Zwiebel wird auch in dem im Jahre 1485 veröffentlichten „Gart der Gesuntheit" des Johann Wonnecke von Kaub gerühmt. So findet man unter anderem, daß die Zwiebel gut gegen Wassersucht und Schwellungen sei und als Saft gegen Warzen und Hämorrhoiden helfe. Viele der damals gepriesenen Anwendungen haben sich in der Volksmedizin und als Hausmittel bis zur heutigen Zeit gehalten. Mittlerweile wurden auch die pharmakologischen Wirkstoffe, auf denen die Heilkraft der Zwiebel beruht, wissenschaftlich nachgewiesen.

»Die pharmakologischen Wirkstoffe, auf denen die Heilkraft der Zwiebel beruht, sind wissenschaftlich nachgewiesen.«

Ein kurzer botanischer Streifzug

Wie bei allen *Allium*-Arten, so besitzt auch die Zwiebel den charakteristischen Lauchgeschmack, der auf ihren schwefelhaltigen Inhaltsstoffen – den Alliinen – beruht. Die Zwiebel (*Allium cepa*) wird in der Regel durch Steckzwiebeln angebaut, die im Frühjahr gesetzt und im Hochsommer geerntet werden. Bei der Zwiebel handelt es sich um einen unterirdischen Sproß, der fleischige Blätter ausbildet, die wiederum als Nährstoffspeicher für die großen violetten Blütendolden dienen.

Die verschiedenen Zwiebelsorten

- Die *Küchen-, Haushalts oder Gewürzzwiebel* hat einen scharfen, aber würzigen Geschmack. Da sie unter entsprechenden Bedingungen (dunkel, kühl) monatelang gelagert werden kann, eignet sie sich gut für die Vorratshaltung.
- Die *Gemüsezwiebel* schmeckt sehr mild. Das sehr große Gemüse ist hierzulande meist aus Spanien importiert.
- Wegen ihres milden Geschmacks sind die *Frühlingszwiebeln* bei uns sehr beliebt. Sie werden im Handel mit Blättern angeboten, die in vielen Rezepten mitverwendet werden. Die Blätter vertrocknen jedoch schnell, und die Frühlingszwiebel hält sich nur ein paar Tage.
- Die *weiße Zwiebel* ist sehr saftig und würzig-scharf. Sie kann etwa 14 Tage aufbewahrt werden.
- Auch die *rote Zwiebel* ist von Bedeutung. Sie schmeckt mild und würzig, kann aber ebenfalls nur ein paar Tage gelagert werden.
- Die kleine weiße *Perlzwiebel* und die etwas größere Silberzwiebel werden nahezu ausschließlich zum Einlegen verwendet. Sie lassen sich zwar schwer abziehen, doch kann man sie wegen ihres würzigen Geschmacks auch frisch empfehlen.
- Die „Königin" der Zwiebel ist die *Schalotte* wegen ihres feinen Aromas.

Die Wirkstoffe der Zwiebel

Bis jetzt wurde eine ganze Reihe in der Zwiebel enthaltener bioaktiver Stoffe auf ihre Wirkung hin untersucht. Die nahe Verwandtschaft mit dem Knoblauch läßt sich bereits am Geruch erkennen, für den schwefelhaltige Verbindungen, die sogenannten Sulfide, verantwortlich sind. Bei ihnen handelt es sich um die wirksamsten bioaktiven Substanzen der Zwiebel. Sie besitzen einen antibiotischen Effekt, und somit gehört auch die Zwiebel zur Gruppe der „natürlichen Antibiotika".

»Die Sulfide, die wirksamsten bioaktiven Substanzen der Zwiebel, besitzen einen antibiotischen Effekt und zählen daher zur Gruppe der natürlichen Antibiotika.«

Das Querzetin, ein Vertreter der Flavonoide, ist ein weiterer gesundheitsfördernder Inhaltsstoff der Zwiebel. Wie alle Flavonoide, wirkt auch Querzetin als Antioxidans und fängt schädliche freie Sauerstoffradikale in unserem Organismus ab. Des weiteren findet man in der Zwiebel sehr viel Mineralstoffe und Spurenelemente sowie viel Vitamin C und Vitamine der B-Gruppe.

Die Zwiebel regt die Sekretion von Verdauungssäften an und wirkt auf diese Weise appetitanregend. Sie ist wie anderes Gemüse ballaststoffreich und hat deshalb ihren Stellenwert in der Prävention von Darmkrebs. Außerdem wurden für die Zwiebel schmerzlindernde, entwässernde, schleimlösende, entzündungshemmende und antibakterielle Wirkungen nachgewiesen. Über längere Zeit konsequent eingenommen, können die Inhaltsstoffe der Zwiebel erhöhten Blutdruck leicht senken und der Blutgerinnselbildung entgegenwirken. Wichtig ist aber vor allem, daß sie aufgrund ihrer Radikalfänger-Eigenschaft das Risiko für Herzinfarkt, Schlaganfall und Gefäßerkrankungen verringern. Unterstützt wird diese Wirkung durch einen positiven Effekt auf die Cholesterinspiegel.

Wie wird die Zwiebel angewendet

Am gesündesten wäre es, wenn Sie die Zwiebel roh essen, was zugegeben nicht jedermanns Sache ist. Doch erfreulicherweise bleiben die Wirkstoffe zum großen Teil auch nach Erwärmen oder Braten der Zwiebel erhalten. Sinnvoll ist, jeden Tag rund 50 Gramm frische bzw. 20 Gramm getrocknete Zwiebeln zu sich zu nehmen, also etwa 1/2 Zwiebel. Das dürfte nicht schwierig sein, da zahlreiche Speisen mit Zwiebel verfeinert werden können.

Wichtiger Hinweis

Wenn Sie Zwiebelzubereitungen über mehrere Monate einnehmen, dürfen pro Tag maximal 0,035 g des Inhaltsstoffs Diphenylamin aufgenommen werden. Dies entspricht maximal 100 Gramm Droge täglich!

■ **Zwiebelsirup.** Eines der ältesten Arzneimittel gegen Erkältungskrankheiten ist der Zwiebelsirup. Sie können ihn nach verschiedenen Rezepten zubereiten. Entweder zerkleinern sie 1 mittelgroße Zwiebel, lassen sie mit 2 Eßlöffeln Zucker sowie Wasser langsam einkochen und pressen sie anschließend aus (dabei können Sie den Zucker auch durch 3 Eßlöffel Honig ersetzen). Oder Sie schneiden 1 mittelgroße Zwiebel in feine Scheiben, vermischen sie mit 3 bis 4 Eßlöffeln braunem Zucker und lassen alles 12 Stunden ziehen. Den bei beiden Rezepten ausgetretenen Saft können Sie mehrmals täglich einnehmen.

■ **Zwiebelwasser.** Wie alle „natürlichen" Darreichungsformen der Zwiebel, so ist auch das Zwiebelwasser sehr leicht und schnell zubereitet. Sie schneiden 1 mittelgroße Zwiebel in Schieben, übergießen sie mit 1/4 Liter warmem Wasser und lassen alles zugedeckt 2 Stunden ziehen.

Anschließend gießen Sie das Ganze durch ein Sieb ab und fangen das Wasser auf, das Sie trinken.

■ **Zwiebelmilch.** Die Zwiebelmilch eignet sich vor allem für die Hustenbehandlung bei Kindern. 1 kleine Zwiebel sehr fein hacken. 1/4 Liter Milch und die Zwiebelstücke in einen Topf geben und ungefähr 5 Minuten leicht köcheln lassen. Den Topf von der Herdplatte nehmen und die Milch noch so lange ziehen lassen, bis sie auf eine angenehme Trinktemperatur abgekühlt ist. Nun das Ganze durch ein feines Sieb gießen, und die Milch mit 1 Teelöffel Honig süßen.

■ **Fertigpräparate.** In der Apotheke finden Sie eine ganze Reihe von Zwiebelpräparaten, meist in Kapselform. Sie enthalten Zwiebelöl und sind zur Prävention altersbedingter Gefäßveränderungen sowie gegen Appetitlosigkeit zugelassen.

Hier hilft die Zwiebel

Auf einen Blick

Die Zwiebel hilft bei Appetitlosigkeit, altersbedingten Erkrankungen, Atemwegserkrankungen, Insektenstichen, Magen-Darm-Beschwerden, Ohrenschmerzen.

Atemwegserkrankungen sind aufgrund der antibiotischen Eigenschaften der Zwiebel ihre Domäne.

Appetitlosigkeit

Essen Sie rohe Zwiebeln, oder nehmen Sie Zwiebelsirup bzw. Fertigpräparate ein.

Altersbedingte Erkrankungen

»Ähnlich wie beim Knoblauch kann man durch regelmäßigen Verzehr von Zwiebeln altersbedingten Gefäßerkrankungen vorbeugen.«

Ebenso wie beim Knoblauch, läßt sich auch durch regelmäßigen Verzehr von Zwiebeln altersbedingten Gefäßerkrankungen vorbeugen. Selbst wenn Sie bereits unter Beschwerden leiden, können Sie die ärztliche Therapie mit Zwiebel unterstützen. Essen Sie täglich zur Prävention ca. 50 Gramm Zwiebeln, jedoch maximal 100 Gramm. Oder nehmen Sie über den Tag verteilt 5 Eßlöffel Zwiebelsirup zu sich. Auch Fertigpräparate – Einnahme nach Vorschrift – eignen sich zur Vorbeugung.

Atemwegserkrankungen

Halsschmerzen, Husten

Trinken Sie zweimal täglich 1 Glas warme Zwiebelmilch.

Asthma, Bronchitis

Mindestens 1/2 Zwiebel täglich oder 5 Eßlöffel Zwiebelsirup lösen den Schleim in den Atemwegen. Alternativ können Fertigpräparate eingenommen werden.

Insektenstiche

Schwellung und Juckreiz nach Wespen- oder Bienenstich werden durch Zwiebel gelindert. Legen Sie nach einem Insektenstich sofort eine dicke Zwiebelscheibe auf die betroffene Stelle.

Magen-Darm-Beschwerden

Blähungen, Verstopfung

Essen Sie 1/2 Zwiebel. Auch 5 Eßlöffel Zwiebelsirup – über den Tag verteilt eingenommen – helfen. Oder nehmen Sie ein Fertigpräparat nach Vorschrift ein.

Ohrenschmerzen

Bei Ohrenschmerzen hilft ein Ohrenwickel – dreimal pro Tag – mit gedünsteten Zwiebeln.

So bekämpfen Sie Zwiebelgeruch und Tränen

Die Zwiebel ist bei vielen Erkrankungen sehr hilfreich. Doch ein gravierender Nachteil sind ihr Geruch und die Tatsache, daß beim Schneiden einer Zwiebel die „Tränen fließen". Hier ein paar Tips, mit denen Sie die beiden „Übel" der Zwiebelzubereitung erfolgreich bekämpfen können:

- Waschen Sie sich nach dem Zwiebelschneiden die Hände mit Seife. Sollte der Geruch haften bleiben, reiben Sie die Hände mit dem Fruchtfleisch einer Zitrone ab. Das vertreibt selbst hartnäckigsten Zwiebelgeruch.
- Verwenden Sie zum Zwiebelschneiden nur Kunststoffbretter, die Sie in die Spülmaschine geben können. Sie nehmen im Gegensatz zu Holzbrettchen den Zwiebelgeruch kaum an.
- Halten Sie die Zwiebel vor dem Schneiden kurz unter fließendes kaltes Wasser.
- Gegen den unvermeidbaren „Weinzwang" beim Zwiebelschneiden gibt es leider keinen Geheimtip. Am einfachsten ist, wenn Sie sich eine Brille – beispielsweise eine Sonnenbrille – aufsetzen. So können die Inhaltsstoffe der Zwiebel Ihre Augen kaum noch reizen.

Krankheiten von A bis Z und Naturheilmittel

Symptom	Behandlung
Abszesse	Aloe vera
Abwehrschwäche	Kefir Kombucha-Tee rohes Sauerkraut Teebaumöle
Akne	Hautpflege mit Aloe vera Echinacea-Tinktur Kamille-Waschcreme, Kamille-Lösung, Waschungen mit Kamillen-Tee Kompressen mit Ringelblumen-Aufguß
Allergien	Aloe vera
Alterserscheinungen	frischer Knoblauch, Knoblauch-Dragees, Knoblauch-Kapseln
Altersherz	Weißdorntee, Weißdornpräparate
Alterungsprozeß	Bärlauchgewürz
Appetitlosigkeit	Rotwein rohe Zwiebel, Zwiebel-Präparate
Arteriosklerose	Bärlauchgewürz Ginseng-Kur frischer Knoblauch, Knoblauch-Dragees, Knoblauch-Kapseln Kur mit Misteltee, homöopathische Mistel-Tropfen

Symptom	Behandlung
Arthrose	Mistel-Injektionen, Kur mit Misteltee
Asthma	Efeu-Zubereitungen rohe Zwiebel, Zwiebelsirup
Atemwegsentzündungen	Echinacea-Dragees, Echinacea-Tabletten, Echinacea-Spüllösung, Echinacea-Gurgellösung, Echinacea-Tee, Stoßtherapie mit Echniacea-Tabletten oder Echinacea-Tropfen Eukalyptus-Öl Teebaumöle
Augenerkrankungen	Echinacea-Brei, Echinacea-Salbe
Bauchschmerzen (Kind)	Kamillen-Bauchwickel
Beruhigung	Misteltee, Mistelpräparate
Bindegewebsschwäche	Teebaumöle
Blähungen	Artischockenpräparate Bärlauchgewürz Fencheltee (Kinder) rohe Zwiebel, Zwiebelsirup, Zwiebelpräparate
Blasenentzündung	Wasser mit Apfelessig Kürbiskernöl Teebaumöle

Symptom	Behandlung
Blutarmut	Rotwein
Blutdruck, Erhöhter	Bärlauchgewürz Grüner Tee
Blutdruck, Niedriger	Lavendelblütenbad, Inhalieren des ätherischen Öls des Speiklavendels
Blutergüsse	Arnika-Umschlag, homöopathische Arnikasalben
Bronchitis	Efeu-Zubereitungen Eukalyptussaft, Eukalyptussirup, Eukalyptustropfen, Eukalyptusinhalation, Eukalyptussalbe frischer Knoblauch, Knoblauchsaft rohe Zwiebel, Zwiebelsirup
Cholesterinspiegel, Erhöhter	Apfelessig-Honig-Getränk Artischockenpräparate Grüner Tee, Kefir Olivenöl, Pflanzenöle rohes Sauerkraut
Darmkrebsprävention	Kefir, rohes Sauerkraut
Darmträgheit	Kefir, Sauerkrautsaft
Dekubitus	Ringelblumensalbe, warme Wickel mit Ringelblumen-Auszügen

Symptom	Behandlung
Depressionen	hochdosierte Johanniskrautpräparate, Johanniskrauttee
Dermatitis	Kamillenkompressen, Kamillenbäder
Diabetes	Ginseng-Präparate, Grüner Tee
Durchblutungsstörungen	Ginkgo-Dragees
Durchfall	Mineralwasser mit Apfelessig frischer Knoblauch hochdosiert, Knoblauchdragees, Knoblauchkapseln Honig und gerbstoffreiche Tees Johanniskraut Kefir, Salbeitee
Ekzeme	Aloe vera Echinacea-Salbe, Echinacea-Umschläge warme Kompressen mit Ringelblumen-Aufguß, Teebaumöle
Entschlackung	Kombucha-Tee
Entzündungen im Mundbereich	Arnika-Tinktur, Arnika-Tee Grüner Tee, Kamillentinktur, Kamillentee, Kamillenspülungen Spülungen mit Ringelblumentee Salbei-Tee, Salbei-Öl, Salbei-Präparate
Epilepsie	homöopathische Mistelpräparate

Symptom	Behandlung
Erbrechen	Kamillentee
Erfrierungen	Echinacea-Salbe
Erkältung	Kur mit Aloe-vera-Saft Apfelessig-Honig-Kur Borretschöl, Efeu-Tee Eukalyptus-Öl, Grüner Tee, Honig Melisse-Tee, Melisse-Bad, Melisse-Öl
Erschöpfung	Kur mit frischem Brennesselsaft frischer Knoblauch, Knoblauchdragees, Knoblauchkapseln, Honig
Fieber	Grüner Tee
Frühjahrsmüdigkeit	Kombucha-Kur
Furunkel	Aloe vera, Wickel oder Kompressen mit Ringelblumenaufguß, Ringelblumensalbe
Galleerkrankungen	Melisse-Tee Oliven-, Sonnenblumen-, Leinöl
Gefäßerkrankungen	rohe Zwiebel, Zwiebel-Fertigpräparate
Gelenkerkrankungen	Brennesseltee-Kur, Brennesselspiritus
Geschwüre	Echinacea-Salbe, Echinacea-Umschläge

Symptom	Behandlung
Gicht	homoöpathische Arnika-Salbe Eukalyptus-Öl, Kefir, Kombucha-Tee
Grippaler Infekt	Teebaumöle
Gürtelrose	Umschläge mit Echinacea-Brei oder Echiancea-Saft Johanniskraut-Tinktur, Teebaumöle
Halsschmerzen	Gurgeln mit einer verdünnten Apfelessiglösung, feucht-heißer Halswickel mit Apfelessig, eukalyptushaltige Bonbons, warme Milch mit Honig, Zitronensaft mit Honig, Zwiebelmilch
Hämorrhoiden	homöopathische Roßkastanienpräparate
Harnwegsentzündungen	Brennesseltee, Cranberry-Saft Echinacea-Stoßtherapie mit Tropfen oder Tabletten, Echinacea-Saft Kürbiskernöl, Teebaum-Öle
Hauterkrankungen	einmonatige Kur mit Brennesseltee, Brennesselsaft-Kur
Heiserkeit	Gurgeln mit einer verdünnten Apfelessig- Apfelessiglösung, feucht-heißer Halswickel mit Apfelessig Kamillen-Aufguß, Kamillen-Inhalationsbad
Herz, Schwaches	Apfelessigkur

Symptom	Behandlung
Herzbeschwerden, Nervöse	Melisse-Öl Misteltee, Mistelpräparate Weißdornpräparate, Weißdorntee
Herzinfarkt (Nachbehandlung)	Weißdornpräparate, Kur mit Weißdorntee
Herzinfarktprävention	Rotwein
Herz-Kreislaufbeschwerden	homöopathische Arnika-Zubereitungen Honig-Kur
Herzschwäche, Leichte	Weißdorntee
Husten	Apfelessig-Honig-Sirup, Apfelessig-Honig-Getränk Efeu-Zubereitungen Eukalyptus-Saft, Eukalyptus-Sirup, Eukalyptus-Tropfen, Eukalyptus-Inhalation, Eukalytus-Salbe, Fencheltee frischer Knoblauch, Knoblauchsaft Kamillen-Aufguß, Kamillen-Inhalationsbad, Kamillen-Tee, Kamillen-Kur Teebaumöle, Zwiebelmilch
Insektenstich	Aloe-vera-Gele mit verdünntem Apfelessig getränkte Kompressen, Kamillenlösung, Teebaumöle, rohe Zwiebel
Keuchhusten	Efeu-Zubereitungen frischer Knoblauch, Knoblauchsaft

Symptom	Behandlung
Klimakterische Beschwerden	Baldrian-Dilutionen (D^3 bis D^6)
Knochenbrüche	Beinwell-Umschläge, homöopathische Beinwell-Zubereitung
Kopfschmerzen	Ginseng-Präparate
Lebererkrankung	Melisse-Tee Oliven-, Sonnenblumen-, Leinöl
Lippenherpes	Aloe-vera-Gele, Aloe-vera-Salben, Aloe-vera-Saft, Echinacea-Salbe Johanniskrauttinktur
Magen (Kind), Verdorbener	Kamillentee
Magen-Darm-Beschwerden	Kombucha-Kur, Leinöl, Melisse-Öl, Melisse-Tee, Salbeitee
Magenerkrankungen, Chronische	Kamillentee
Magengeschwür	Kur mit Kohlsaft (Sauerkraut) Manukahonig
Magenschleimhautentzündung	Kamillentee-Kur, Pflanzenöle
Mangelndes Selbstwertgefühl	Teebaumöle
Menstruationsbeschwerden	Apfelessig-Honig-Getränk
Migräne	Ginseng-Präparate

Symptom	Behandlung
Mundgeruch	Kamillentinktur, Kamillentee
Muskelerkrankungen	Brennesseltee-Kur, Brennesselspiritus
Muskelverletzungen	Umschläge mit Arnikatinktur, sowie homöopathischer Arnikasalbe
Nasennebenhöhlenentzündung	Kamillen-Inhalationsbad
Nervosität	Lavendelbad Melissetee, Melissebad
Neurodermitis	Nachtkerzenöl
Nierenentzündung	Wasser mit Apfelessig Kürbiskernöl
Ohrenschmerzen	Wickel mit gedünsteten Zwiebeln
Pilzinfektionen der Haut	frischer Knoblauch, Knoblauchsaft zum Betupfen
Prämenstruelles Syndrom	Nachtkerzenöl
Prellungen	Johanniskrautöl kalte Apfelessigwickel
Prostataerkrankungen	Brennessel-Fertigpräparate
Prostatavergrößerung	Kürbiskernöl

Symptom	Behandlung
Quetschungen	Beinwell-Umschläge, homöopathische Beinwell-Tropfen, Johanniskrautöl
Reizblase	Teebaumöle
Reizüberflutung	Melissetee, Melissebad
Reizzustände, Nervöse	Baldriandragees, Baldriantinktur, Baldriantee, homöopathische Baldriantropfen
Rekonvaleszenz	Ginseng-Präparate, Rotwein
Rheuma	Eukalyptus-Öl homoöpathische Arnikasalbe, Teebaumöle
Rheumatische Beschwerden	Apfelessig-Honig-Cocktail, kalter Apfelessig-Wickel (akute Entzündung), warmer Apfelessig-Wickel (chronische Entzündung), Kombucha-Tee
Schlafstörungen	Baldriandragees, Baldriantinktur, Baldriantee, Baldrianbad Lavendelbad, Lavendelöl auf dem Kopfkissen, Melissedragees, Melissesirup, Rotwein, Teebaumöle
Schnupfen (Kind)	Kamillen-Inhalationsbad

Symptom	Behandlung
Schnupfen	Cremes oder Salben mit Aloe vera Apfelessig innerlich und äußerlich, warme Kompresse mit verdünnter Apfelessiglösung, Eukalyptus-Öl Dampfbad mit grünem Tee, Teebaumöle Kamillen-Aufguß, Kamillen-Inhalationsbad
Schwangerschaftsübelkeit	Wasser mit Apfelessig
Schweißproduktion, Übermäßige	homöopathische Salbeizubereitungen
Sehnenverletzungen	Umschläge mit Arnikatinktur, sowie homöopathischer Arnikasalbe
Sodbrennen	Pflanzenöle
Sonnenbrand	Aloe-vera-Cremes, Kamillenkompresse Kompressen mit Ringelblumenaufguß, mit verdünntem Apfelessig getränkte Kompressen
Stirnhöhenentzündung	Wasser-Apfelessig-Getränk, Inhalation von Apfelessig, Dampfbad mit Grünem Tee
Strahlenschäden	Aloe-vera-Gele, Aloe-vera-Cremes
Streß	Teebaumöle
Übelkeit	Artischockenpräparate

Symptom	Behandlung
Übergewicht	rohes Sauerkraut
Vaginalentzündung	Echinacea-Saft Sitzbäder mit Aloe vera, aloe-vera-haltige Cremes oder Salben
Venenentzündung	homoöpathische Arnikasalbe Roßkastanienzäpfchen, -salben, -tabletten, -tropfen, -kapseln, -injektionen, homöopathische Roßkastanienpräparate
Verätzungen	Echinacea-Salbe
Verbrennungen	Echinacea-Salbe, Honigauflagen kalte Kamillenkompresse Kompressen mit Ringelblumenaufguß
Verdauungsbeschwerden	Apfelessig-Honig-Getränk, Aloe-vera-Saft, homöopathische Behandlungen mit Aloe vera, frischer Knoblauch Lavendelblütentee
Verletzungen	Arnika-Umschlägen Honigauflagen Rotöl, Johanniskrauttinktur
Verschleimung der Atemwege	Apfelessig innerlich und äußerlich, Apfelessig-Honig-Drink Eukalyptusbad Mandelöl

Symptom	Behandlung
Verstauchungen	Beinwell-Umschläge, homöopathische Beinwelltropfen
Verstopfung	homöopathische Behandlungen mit Aloe vera, Apfelessig-Honig-Getränk Kamillentee, Kamillenbauchwickel Kefir, Mandelöl, rohe Zwiebel, Zwiebelsirup, Zwiebelpräparate rohes Sauerkraut
Völlegefühl	Artischockenpräparate
Wunden	Arnika-Umschläge Echinacea-Salbe, Echinacea-Umschläge Knoblauchsaft, Knoblauchöl Leinöl, Sauerkrautwickel Wickel oder Kompressen mit Ringelblumenaufguß, Ringelblumensalbe Teebaumöle
Wundsein	Kamillenkompresse
Wut	Teebaumöle
Zahnbeschwerden	Kamillenlösung, Grüner Tee
Zerrungen	Beinwell-Umschläge, homöopathische Beinwelltropfen feucht-warmer Apfelessigwickel Johanniskrautöl

Quellennachweis

Bohlmann, F.: Sauer macht gesund. Gräfe und Unzer Verlag, München (1999)

Bown, D.: Dumont's große Kräuter-Enzyklopädie. Dumont Buchverlag, Köln (1998)

Braunschweig, R. von: Lavendel, Teebaum, Manuka. Gräfe und Unzer Verlag, München (1998)

Braunschweig, R. von: Teebaum-Öle. Gräfe und Unzer Verlag, München

Gesund durchs Leben – Die rezeptfreie Gesundheitsdatenbank. MediaDom Verlag, München

Hellmiß, M.: Natürlich behandeln mit Kürbiskernöl. Gesundheitsratgeber Südwest Verlag, München (1998)

Hellmiß, M.: Das große Praxisbuch Apfelessig. Südwest Verlag, München (1997)

Hellmiß, M., Scheithauer, F.: Heilmittel der Natur. Öl aus Sesam, Olive & Co. Gesundheitsratgeber Südwest Verlag, München (1998)

Hirschsteiner, T.: Von Apfelessig bis Weißdorn. Gräfe und Unzer Verlag, München (1998)

Kluge, H.: Durch Teebaumöl gesund und schön. Südwest Verlag, München (1995)

Küllenberg, B.: Apfelessig & Co. Gräfe und Unzer Verlag, München (1997)

Marx, A.-M.: Rotwein: Urania, Berlin (1998)

Meintroup, M.: Natürlich behandeln mit Aloe vera. Gesundheitsratgeber Südwest Verlag, München (1997)

Minker, M.: Die Kraft der Heilpflanzen. Echhinacea. dtv 1998

Pahlow, M.: Das große Buch der Heilpflanzen. Gräfe und Unzer Verlag, München

Pfendtner, I.: Mehr Power durch Nachtkerzenöl. Urania, Berlin (1977)

Pospisil, E.: Knoblauch. Gräfe und Unzer Verlag, München (1998)

Prinzenberg, E.D.: Ginseng. Gräfe und Unzer Verlag, München (1997)

Ravens, U.: Die geheime Kraft der Zwiebel. Midena, Augsburg (1997)

Samel, G.: Gesund und schön mit Lavendel. W. Ludwig Buchverlag in der Südwest Verlag, München (1998)

Scherf, G.: Die Kraft der Heilpflanzen. Ginkgo. dtv, München (1998)
Schilcher, H.: Die Kamille. Wissenschaftliche Verlagsgesellschaft mbH, Stuttgart (1987)
Schwarz, A., Schweppe, R.: Grüner Tee. Gräfe und Unzer Verlag, München (1998)
Uccusic, P.: Doktor Biene. Ariston Verlag, Kreuzlingen (1997)
Uhlemayr, U.: Wickel & Co. Gräfe und Unzer Verlag, München (1997)
Ulmer, G.A.: Heilende Öle. Ulmer Verlag, Tuningen
Waniorek, L. u. A.: Gesundheit und Schönheit durch Aloe vera. mvg-Verlag, Landsberg/Lech (1998)
Werner, M.: Ätherische Öle. Gräfe und Unzer Verlag, München (1996)
Wichtl, M.: Teedrogen und Phytopharmaka. Wissenschaftlich Verlagsgesellschaft mbH, Stuttgart (1997)
Wimpfen, von H.H.: Sauerkraut. Orac, Wien, München, Zürich (1996)
Worm, N.: Täglich Wein. Hallwag Verlag, Bern, Stuttgart (1997)
Zeltner, R. u. A.: Die Kraft der Heilpflanzen. Johanniskraut. dtv, München (1998)
Zittlau, J.: Gesund und schön mit Kefir. W. Ludwig Buchverlag, München (1998)

Umschlaggestaltung: Robert Gigler, München
Konzeption und Produktion:
Dr. Reitter & Partner Verlag GmbH,
85591 Vaterstetten

Printed in Germany

ISBN 3-89755-530-1